Médicaments, eau potable et dispositifs d'hygiène en Côte d'Ivoire

Gestion des crises socio-sanitaires

Émergences Africaines
Dirigée par Magloire KEDE ONANA

La collection « ÉMERGENCES AFRICAINES » se propose de renverser des certitudes faciles. Nous sommes convaincus que l'Afrique, longtemps considérée comme en retrait, s'ouvre au monde, et est plus que jamais au cœur des enjeux. Son Histoire ne doit plus s'écrire ailleurs, par des continents eux-mêmes en crise de modèles à proposer/imposer.

Une nouvelle génération très entreprenante d'Africains et d'Africanistes existe aujourd'hui, qui problématise et réécrit l'Histoire du continent dans toutes ses facettes, et par une approche multidisciplinaire. Il s'agit de dévoiler une Afrique des « Bonnes Nouvelles » : celle qui, parce que plus ouverte au monde, présente tous ses atouts d'émergence.

Dernière arrivée dans la compétition mondiale, l'Afrique est capable d'apporter un élan différent à la mondialisation grâce à son devenir, qui est subordonné à son être.

Dernières parutions

Chrétien TADJIKAM SONTA MADA, *La foi vitalogique bamiléké, Une repensée de l'œcuménisme vue de l'Afrique*, 2025.
George FUH KUM, *Navigating Economic Development in Cameroon. Policy Trajectories from Independence to the Heavily Indebted Poor Countries (HIPC). Initiative Completion 1960-2006*, 2024.
Guy MVELLE, *Intégration en Afrique centrale, : Réformes, projets prioritaires, et rationalisation des Communautés économiques régionales*, 2024
Georges-Giresse MONDO, *Terre d'errance*, Roman, juin 2023
Sarah Anyang AGBOR, Edward Oben AKO, Manyaka Toko DJOCKOUA, *American literature, Periods, Trends and Themes*, janvier 2023
Jacques Didier LAVENIR MVOM, *Cameroun 1962 le train de la mort, Un épisode tragique oublié de la guerre d'indépendance*, janvier 2023
Abel MINKO MINKO, *Les voies d'exécution dans l'espace OHADA, Le cas du Cameroun*, décembre 2022

Dimi Théodore DOUDOU

Médicaments, eau potable et dispositifs d'hygiène en Côte d'Ivoire

Gestion des crises socio-sanitaires

L'Harmattan

Du même auteur

La moustiquaire imprégnée d'insecticide en Côte d'Ivoire : Comprendre l'adoption limitée d'une innovation sanitaire en début de décennie 2000, Editions Universitaires Européennes, 2018

5-7, rue de l'École-Polytechnique, 75005 Paris
http://www.editions-harmattan.fr
ISBN : 978-2-336-57407-3
EAN : 9782336574073

Sommaire

Avant-propos

Cet ouvrage est le fruit de travaux qui établissent un lien entre crises sociales et santé, menés dans différents contextes et sur différents terrains en Côte d'Ivoire. Ils ont pour fil conducteur une volonté d'interroger tant les politiques publiques, que les pratiques sociales et usages ainsi que les interactions d'acteurs multiples, autour de la disponibilité et de la circulation de denrées précieuses telles que l'eau et les médicaments ; mais aussi autour de la vie sociale de dispositifs de santé notamment ceux se rapportant à l'hygiène. L'idée est de rassembler en un seul corpus, mes travaux non encore publiés, se situant à la croisée de problématiques qui sont au cœur de la santé des populations, dans des contextes variés de crises : crise du médicament, crise d'eau, crise pandémique liée au corona virus, crise militaro-politique, etc. Les thématiques abordées évoquent l'accès aux soins et aux médicaments, l'accès à l'eau potable, l'adoption des dispositifs d'hygiène et autres mesures barrières, le recours au système informel de vente de médicaments comparativement aux officines officielles.

Le champ disciplinaire concerné est celui des sciences sociales de la santé, précisément la sociologie de la santé. Des considérations théoriques sont mentionnées dans l'optique d'enrichir les analyses proposées, mais l'accent est surtout mis sur le terrain, sa variété en passant de la sphère du qualitatif à celle du quantitatif ; ses acteurs qui sont des populations urbaines, des vendeurs de médicaments prohibés, des acteurs institutionnels de médicaments pharmaceutiques, voire l'Etat ; ses lieux, à savoir des marchés, la ville, etc.

Le public visé est certes de prime abord celui de l'univers académique, mais les objets qui sont abordés concernent aussi les acteurs du développement soucieux du bien-être des populations : organismes internationaux, organisations non gouvernementales, départements ministériels, Directions de régions et districts sanitaires, collectivités territoriales, etc.

L'ouvrage comporte quatre chapitres. Primo, il traite des *crises militaro-politiques de 2002 à 2011 et l'expansion du phénomène de médicaments de rue à Bouaké.* En effet, le marché des médicaments de rue ne cesse de prendre de l'ampleur en Côte d'Ivoire, en dépit de la réglementation et des mesures de répression en vigueur. D'où l'intérêt d'analyser le vécu et les expériences de divers acteurs sociaux (institutionnels, agents de santé, vendeurs du secteur informel, populations) sur les motifs de la persistance de leur circulation. Un chapitre de l'ouvrage est consacré à cet objet d'étude, avec pour question de recherche pourquoi et comment prolifèrent la vente de médicaments de rue ? L'hypothèse conceptuelle est que le médicament de rue est perçu comme un objet mercantile rentable favorisant une meilleure insertion des individus dans le tissu social. Cette situation est favorisée aussi par des dysfonctionnements du système répressif lié au contexte de post-crise ayant engendré de l'anomie, dans la ville de Bouaké, terrain de l'étude. Ce phénomène est également en rapport, d'une part, avec une demande sociale insatisfaite malgré les promesses des gouvernements successifs en matière de besoins vitaux des citoyens et d'autre part, avec des représentations individuelles et collectives des bénéfices qu'offrent ces médicaments. Cette recherche relative aux médicaments de rue a été financée par le CODESRIA, dans le cadre du Groupe Multinational de Travail (GMT) intitulé « *Santé, Société et Politique : pour un système de santé (plus) équitable en Afrique.* »

Secondo, la Côte d'Ivoire a récemment vécu une crise politique sans précédent, qui a duré toute une décennie (2002-2011) et a ébranlé les ressorts de la cohésion sociale. Cette crise peut être analysée comme crise du social, étant donné les rapports de force qui s'y sont déroulés entre le politique et diverses autres dimensions de la réalité sociale, notamment la santé. Des concepts nouveaux sont apparus, tel que celui de l'*embargo sur les médicaments*. Comment, en 2010, à l'occasion de la crise post-électorale, s'est opérée la construction sociale de ce phénomène ? Un chapitre de l'ouvrage est consacré à cette question.

Tertio, la ville de Bouaké a connu une importante crise d'eau potable, due à l'assèchement du lac de *la Loka*, principale source d'approvisionnement des ménages en eau par la société de distribution d'eau de Côte d'Ivoire. Pendant cette période (1er et 2ème semestres 2018), il était courant d'entendre des plaintes exprimées par des citoyen(ne)s en circulant dans les rues des quartiers de la ville. Plusieurs ont attiré mon attention, car elles avaient tendance à dénoncer une certaine « négligence » au niveau des politiques publiques. C'est cette indifférence, qu'un troisième chapitre de l'ouvrage questionne du point de vue de son vécu par les ménages.

Enfin, quarto, la pandémie du corona virus (Covid-19) a défrayé la chronique ces dernières années. Elle a offert un cadre d'observation du rapport entre l'action publique et les conduites des individus et des groupes sociaux face à l'adoption des mesures barrières. Un chapitre de l'ouvrage y est aussi consacré.

Introduction

Plusieurs objets et denrées revêtent un caractère essentiel dans la protection de la santé de la population. Parmi ceux-ci les médicaments, l'eau et les dispositifs d'hygiène jouent un rôle prépondérant.

Le médicament, objet intervenant dans les thérapies curatives mais aussi dans la prévention, revêt une dimension sociale (Faizang, 2001 ; Desclaux & Lévy, 2003 ; Collin & Lévy, 2003). Cette nature sociale est à l'œuvre à toutes les étapes de sa circulation : diversité de pratiques dans sa production, interactions d'acteurs sociaux autour de sa conception, multiplicité d'acteurs intervenant tant dans sa distribution que dans sa prescription, usages mettant en exergue des intérêts, des enjeux et des logiques varié(e)s et parfois dans des cadres non recommandés par le praticien. Cette réalité n'est pas étrangère à l'eau. La rareté de cette denrée en fait souvent un objet de lutte pour les ménages des zones défavorisées. Les politiques publiques devant encadrer sa production et sa distribution sont parfois défaillantes et les installations soit insuffisantes, défectueuses ou même dépassées. Toute chose qui nourrit également des représentations et des pratiques chez les populations relatives à la quête d'eau, le transport de la denrée, son stockage et son utilisation (Cary *et al.*, 2015 ; Munongo *et al.*, 2022).

Quant aux dispositifs d'hygiène, leur importance est tout aussi capitale car ils interviennent dans la prévention des maladies. Ils agissent comme barrières face aux microbes. Mais ici encore, il arrive que les politiques publiques soient peu opérationnelles et que les usages des dispositifs s'écartent des normes établies (Kassoum, 2007).

1. Des médicaments de rue

La littérature sur le marché illicite des médicaments révèle une réelle expansion des médicaments de rue dans les pays en voie de développement. L'acquisition de médicaments dans la rue est présentée comme une spécificité de l'Afrique, voire des pays en développement (Souaga, 2000).

Les principales orientations, dans la littérature, traitent des facteurs ayant favorisé sa prolifération, des acteurs et des stratégies d'approvisionnement du marché de médicaments de rue, de la perception des populations vis-à-vis de ces médicaments, des motifs de recours aux médicaments de la rue et des éventuelles conséquences.

Les facteurs qui ont favorisé son expansion en Afrique sont variables. Hadiza (2000) et Hamel (2006), indexent l'impact néfaste de la crise économique et des programmes d'ajustement structurels des années 1980, conjugué avec les conséquences de la dévaluation du franc CFA en 1994. Ces événements ont rendu inaccessible le coût des médicaments pour de larges franges de la population. D'autre part, la démographie galopante des pays, a augmenté la demande en produits pharmaceutiques à laquelle les autorités n'arrivent pas toujours à faire face. Baxerres (2011), s'intéressant au cas du Bénin, mentionne le désengagement de l'Etat et la libéralisation de l'activité de distribution des médicaments.

Van Der Geest (1982), énumère plusieurs causes, parmi lesquelles la course au profit des firmes pharmaceutiques est soulignée comme facteur principal. Le cas sénégalais de Dakar et Pikine, amène à parler d'un « laisser faire » des pouvoirs publics. Ceux-ci seraient caractérisés, par « un balancement entre un laisser faire et une velléité répressive ». Il y a un développement très structuré de réseaux clandestins de médicaments de rue, fondés par une organisation religieuse locale qui influence fortement la vie politique et sociale dudit pays. Ceci s'effectuerait dans un contexte de dysfonctionnement du système sanitaire incapable de délivrer aux populations des soins de santé de base accessibles (Fassin, 1985 ; Diarisso & Goredema, 2014). Mais l'influence du facteur religieux (le marché de Keur Serigne bi situé au centre de Dakar, est animé par des membres d'une confrérie religieuse) et son impact sur la vie politique et économique (Diarisso & Goredema, *op. cit.*), permettent en partie d'expliquer ce contexte de « laisser faire ». A Madagascar, Chiarella Mattern (2017) mentionne le difficile accès aux médicaments, l'avènement de la crise économique des années 80, la pauvreté et la faiblesse du contrôle policier. Elle parle de « revanche populaire » ou de contre-pouvoir développé par les vendeurs de médicaments du circuit informel, profitant des défaillances minant l'administration publique et le système de santé (absentéisme, corruption, insuffisance d'intrants, mauvais accueil, etc.), comme facteurs de persistance du phénomène (Mattern, 2017). Le document de politique pharmaceutique nationale (MSHP, 2009) énumère plusieurs causes du développement du marché parallèle du médicament en Côte d'Ivoire.

Les faits suivants sont mentionnés parmi les facteurs évoqués : « la disponibilité insuffisante des médicaments dans le secteur public ; l'inaccessibilité financière dans le secteur privé, liée à l'augmentation de la pauvreté des populations depuis la crise ; la facilité d'accès au marché illicite : les médicaments sont jugés moins chers ; l'accès à ces médicaments semble plus facile (proximité du lieu de travail, sans nécessité d'ordonnances, vente à l'unité et vente à crédit); l'absence d'une réelle volonté politique notamment marquée par la passivité des juridictions compétentes à réprimer ce phénomène. »

En Côte d'Ivoire, la vente des médicaments dans la rue, par des non professionnels, sur les marchés, a commencé à se développer dans les années 1980, près des frontières, sous l'impulsion de trafiquants étrangers (Legris, 2005). Comparant cette période avec celle du lendemain de l'indépendance du pays, Fofana *et al.* (2019), mettent en exergue une opposition entre un système de santé qualifiable de performant et hospitalier (disponibilité de personnel qualifié, gratuité entière des soins) et un système de santé marqué par des carences sous l'effet de la crise économique (faible couverture sanitaire, abandon de la gratuité entière des soins, etc.) Selon des données du Ministère de la santé, le marché informel de médicaments représenterait 25% du chiffre d'affaires de l'activité pharmaceutique dans le pays. Les pertes pour l'économie nationale sont évaluées à 30 milliards de FCFA soit environ 50 millions d'euros. La vente des médicaments de rue dans ce pays, s'est accrue aussi à la faveur de la crise économique et militaro-civile déclenchée en 2002 (Legris, *op. cit.*).

A cela, il faut ajouter la dévaluation monétaire de 1994 qui a accéléré la multiplication des trafics dans les pays de la zone CFA, le chômage et l'introduction de médicaments fabriqués en chine.

Une étude menée par Koffi (2015) en Côte d'Ivoire met l'accent sur le contexte de tolérance pénale qui incrimine une attitude de « laisser faire ».

Deux catégories de médicaments de la rue et réseaux en rapport avec leur origine sont identifiés en Côte d'Ivoire, par Legris (*idem*). Il s'agit pour la première catégorie, du réseau interne. Celui-ci concerne les médicaments que l'on peut trouver à la fois dans les officines et sur le marché de rue. Ils sont en majorité fournis par le secteur pharmaceutique officiel. En effet, certains grossistes du pays ont mis en place un réel système de distribution à destination de ces marchés, ce qui explique la présence des mêmes produits des pharmacies à des prix inférieurs. La livraison des médicaments se fait tard dans la nuit ou tôt le matin, clandestinement. Dans d'autres cas, les médicaments sont dérobés par les travailleurs en pharmacie pour être revendus sur le marché. Des échantillons gratuits originellement destinés aux médecins peuvent être détournés par des représentants médicaux. Des médicaments non utilisés collectés par les ONG ou d'autres associations ou encore certains systèmes d'assurance maladie européens, peuvent être détournés de leur usage.

La seconde catégorie, le réseau externe, est constituée des médicaments trouvés uniquement sur le marché illicite. Cette catégorie est représentée essentiellement par des médicaments passés en contrebande par des trafiquants, des agents extérieurs, en provenance des pays voisins tels que le Ghana et le Nigeria mais aussi l'Inde. Ces importations illicites sont favorisées par la perméabilité des frontières où les agents de contrôle sont souvent corrompus.

Les vendeurs sont soit sédentaires soit itinérants et présents dans les rues, les gares ou encore à l'intérieur des bus et autres transports en commun. La majorité d'entre eux est constituée de femmes, de tout âge qui n'ont pas reçu de formation médicale.

La Côte d'Ivoire dispose de l'un des plus gros marchés de médicaments de rue sis à Abidjan-Adjamé Roxy. C'est le plus important marché du pays. Il alimente en partie les marchés de médicaments de rue dans plusieurs villes de l'intérieur. Plusieurs tentatives de suppression ont été menées par l'Etat, sans succès. L'ordre des pharmaciens, en tant qu'organe défenseur de la corporation des pharmaciens d'officine, est souvent cité comme structure appelant à la mobilisation contre la prolifération des médicaments de rue dans le pays.

L'Etat ivoirien a développé plusieurs stratégies pour lutter contre le phénomène des médicaments de la rue. D'abord, l'édiction de lois stipulant que tout médicament doit obtenir une autorisation de mise sur le marché délivrée par l'autorité compétente, et prévoyant des peines d'emprisonnement et des amendes pour ceux qui sont coupables de ces ventes.

Puis, des campagnes d'information sont régulièrement réalisées par les autorités du ministère de la santé, par le canal de la télévision, pour dénoncer les dangers pour la santé que représentent ces pharmacies de fortune. Des affiches sont également éditées et exposées sur les murs dans des centres de santé.

Elles véhiculent des messages interpellateurs tels que « Le médicament de la rue tue ! ». Un Comité national de lutte contre le trafic et la contrefaçon des médicaments (COTRAMED) a été mis en place le 27 juin 2014, en appui à la Direction de la Pharmacie, du médicament et des laboratoires (DPML). Lors de la conférence thématique sur les faux médicaments en Côte d'Ivoire et en Afrique de l'Ouest organisée par ce Comité le 20 octobre 2016, les interventions ont mis l'accent sur la sensibilisation des populations et le Ministère de la santé a procédé au lancement de la campagne « Ma santé, ma vie » en direction des ménages, avec pour slogan « Les médicaments de la rue c'est la mort dans la rue ». Sous l'impulsion de ce comité, les forces de l'ordre sont ponctuellement sollicitées pour appuyer la lutte en arrêtant et en confisquant les marchandises des vendeurs. Le 09 octobre 2014, une opération initiée par COTRAMED et mobilisant près de 300 éléments des forces de l'ordre appuyés par des agents de la police sanitaire du ministère de la Santé et de la Lutte contre le Sida, a procédé à la saisie de plusieurs tonnes de médicaments sur le marché d'Adjamé-Roxy. Une initiative similaire a été menée en 2015 à Bouaké et dans plusieurs autres villes du pays, avec l'appui d'Interpol.

Malgré ces opérations de force, les médicaments de rue continuent de circuler avec la même ampleur, voire plus d'intensité dans le contexte particulier de Bouaké.

Plusieurs structures nationales interviennent dans la chaîne officielle d'approvisionnement en médicaments. Parmi elles, on peut citer : la Direction de la Pharmacie, du Médicament et des Laboratoires (DPML), la Nouvelle Pharmacie de la Santé Publique (NPSP), la Direction de la Prospective, de la Planification, de l'évaluation et de l'Information Sanitaire (DPPEIS), le Programme National de Développement de l'Activité Pharmaceutique (PNDAP). La Direction de la Pharmacie et du Médicament et des Laboratoires (DPML), est l'Autorité nationale de régulation pharmaceutique. Elle est une direction centrale du Ministère en charge de la santé. Parmi ses missions figurent : la réglementation en matière d'enregistrement des médicaments y compris les substances vénéneuses, des produits diététiques, cosmétiques, et d'hygiène ; l'application des conventions et traités internationaux relatifs aux stupéfiants et aux substances psychotropes, l'organisation de la lutte contre les médicaments illicites, le contrôle des importations de médicaments, des stupéfiants, des psychotropes et des précurseurs. La Nouvelle Pharmacie de Santé Publique (NPSP) est la centrale d'achat et de distribution des médicaments pour ce qui est du secteur public. Le Programme National de Développement de l'Activité Pharmaceutique (PNDAP) a pour mission de contribuer à l'amélioration de l'état sanitaire de la population vivant en Côte d'Ivoire par l'animation de l'activité pharmaceutique décrite dans la Politique Pharmaceutique Nationale. A ce titre, il est chargé de : proposer et promouvoir, puis coordonner la mise en œuvre de la politique pharmaceutique nationale.

Les textes de lois édictés par le pays révèlent un souci de régulation de la circulation des médicaments. A titre d'exemples, citons : la Loi n°60-272 du 2 septembre 1960, portant création d'un Ordre National des Pharmaciens, en 1994 le décret N°94-119, portant organisation du Ministère de la Santé Publique et des Affaires Sociales modifiant la dénomination Direction des services pharmaceutiques en Direction de la pharmacie et du médicament (DPM), la loi n°94-435 du 16 Août 1994 portant modification de la Loi n°62-249 du 31 juillet 1962 instituant un Code de Déontologie pharmaceutique, l'Arrêté n° 297/MSHP/CAB/DGS du 13 décembre 2006 portant normalisation et fonctionnement de la Direction de la Pharmacie et du Médicament (DPM), l'Arrêté n° 308/MSHP/CAB du 11 décembre 2008 portant création, organisation, attributions et fonctionnement du Programme National de Développement de l'Activité Pharmaceutique (PNDAP), et le 27 juin 2014, la mise en place d'un Comité National de lutte contre le trafic et la contrefaçon des médicaments (COTRAMED) (MSHP, 2009 ; MSHP, 2015).

Les énergies des acteurs sanitaires publics nationaux sont donc orientées vers la lutte contre le marché parallèle du médicament et la promotion du médicament répondant aux normes des laboratoires pharmaceutiques biomédicaux. Le cadre institutionnel est dynamique et comporte une variété d'acteurs aux missions complémentaires. Les opérations de force conjointes et concertées ne semblent cependant pas décourager les animateurs du marché informel. Ce qui amène à s'interroger.

Mon objectif ici est d'analyser les facteurs de persistance du phénomène de médicaments vendus dans la rue. J'adopterai la définition du médicament retenue par Desclaux & Egrot (2015, p. 9) *: « une substance thérapeutique pharmacologiquement active, conçue et/ou validée par la recherche médicale, produite de manière industrielle et dont la vente et l'usage sont autorisés et régis par des instances sanitaires »*, qui se retrouve dans la rue. La rue, ici, fait allusion à la vente qui s'effectue hors officine de pharmacie agréée par l'administration sanitaire compétente. Diverses catégories de médicaments existent dans la rue. L'attention est accordée aux médicaments pharmaceutiques de la médecine biomédicale vendus dans la rue. Dans cette catégorie, il peut s'agir de médicaments de qualité thérapeutique prouvée, tout comme de médicaments contrefaits. Il peut également s'agir de médicaments du circuit externe (pays transfrontaliers et autres) tout comme de médicaments du circuit interne (produits reconnus comme étant vendus dans les officines de Côte d'Ivoire). La question centrale est de savoir, pourquoi et comment prolifèrent la vente de médicaments de rue à Bouaké ? L'hypothèse est que le médicament de rue est perçu comme un objet mercantile rentable favorisant une meilleure insertion des individus dans le tissu social, ceci dans une situation de dysfonctionnement du système répressif lié au contexte de post-crise ayant engendré de l'anomie dans la ville de Bouaké. Ce phénomène est également en rapport, d'une part, avec une demande sociale insatisfaite malgré les promesses des gouvernements successifs en matière de besoins vitaux des citoyens, et d'autre part, des représentations individuelles et collectives des bénéfices que présentent ces médicaments.

Pour y répondre, j'examine le contexte particulier de l'intensification du marché de rue à Bouaké. Je réalise ensuite une monographie des espaces de vente des médicaments de rue à Bouaké, puis je passe en revue les stratégies développées par les acteurs pour contourner la réglementation en vigueur, les facteurs de persistance du point de vue des acteurs rencontrés, enfin j'analyse le recours au médicament de rue et les logiques sociales des populations qui s'y adonnent.

Le contexte de crise militaro-politique et l'absence d'administration publique dans cette période à Bouaké, autorise à se référer à la théorie de l'anomie d'Emile Durkheim. Selon le Lexique des Sciences Sociales (Grawitz, 2004), le terme « anomie » vient du mot anomia, lui-même dérivé de l'adjectif anomos, qui au sens strict signifie, « absence de loi » ou encore « absence de règles sociales communes ».

Boudon [Encyclopædia Universalis], explique que lorsque la division du travail est anomique cela signifie que les individus n'obéissent pas à des règles qui leur sont imposées de l'extérieur, par la société. Mais cela signifie aussi que les sociétés sont organisées de telle manière qu'elles n'ont pas le pouvoir d'imposer aux individus des règles permettant d'assurer l'harmonie sociale. Bref, l'individualisation des buts et des valeurs est une conséquence de l'organisation sociale elle-même.

Pour Montoussé et Renouard (1997), l'anomie est un défaut de régulation sociale qui se traduit au niveau macrosociologique par l'absence ou l'insuffisance de normes et au niveau microsociologique par le fait que le comportement d'un individu ne soit plus guidé par des normes.

L'anomie peut survenir lorsque des transformations économiques rapides rendent caduques les réglementations antérieures ou lorsque les règles établies perdent de leur légitimité.

C'est donc à juste titre que Carrier (2009), révèle que c'est dans les travaux sur la déviance et la délinquance que la notion d'anomie a été le plus employée par Merton. Lorsque Merton s'approprie la notion d'anomie, dans « Social structure and anomie » (1938), il le fait à partir de l'interprétation d'Elton Mayo, premier utilisateur du concept depuis Durkheim.

Selon Merton (*op. cit.*), l'anomie résulte du fait qu'une société peut proposer à ses membres certaines fins sans leur donner les moyens de les réaliser. En exemple, il cite la « réussite sociale » qui apparaît comme une fin que la société industrielle impose à ses membres. Mais en même temps, de nombreux individus, par la situation sociale dans laquelle les place leur naissance, ne peuvent réaliser cette fin. D'où l'apparition de plusieurs types de conduites déviantes, correspondant au rejet soit des fins, soit des moyens conçus comme recevables par la société, soit à la fois des fins et des moyens.

Nous sommes donc en face d'un champ théorique permettant d'analyser la pratique de la vente illicite de médicaments, comme découlant d'une défaillance au niveau macrosociologique, dans les lois et règles édictées par le législateur ou dans la capacité des structures de l'Etat à les mettre en application.

Mais aussi, de l'appréhender sous un double regard entre le micro et le macrosociologique, comme une analyse de comportements déviants nés de l'échec de l'Etat à satisfaire les buts fixés par la société aux individus en termes de satisfaction des besoins vitaux et de réussite sociale.

L'étude était transversale à deux volets, l'un quantitatif et l'autre qualitatif. Le volet quantitatif concerne les vendeurs et la population (consommateurs de médicaments de rue ou non), et les enquêtes qualitatives les fournisseurs et les acteurs gouvernementaux. Les enquêtes de terrain se sont essentiellement déroulées dans la ville de Bouaké. Pendant environ 10 années, la localité de Bouaké a subi les effets de la crise militaro-politique de 2002. Bouaké est une ville carrefour partageant ses frontières avec Katiola, Béoumi et Sakassou. Cette position lui a valu d'être un pôle économique qui a entrainé sur son sol des populations venues de tous les horizons que ce soit au plan national qu'international, donnant un caractère composite à sa population. Avant les crises successives de 1999 et de 2002, qui ont freiné le développement de cette cité, le commerce, l'industrie et le secteur privé et informel ont longtemps été un fort potentiel pour son développement. A cette époque, certains phénomènes, même s'ils existaient, restaient cachés. Les crises précitées ont eu un impact négatif considérable sur la vie des populations ; de véritables bouleversements se sont opérés dans le paysage économique de Bouaké. Les populations pauvres ayant perdu pour certaines leurs emplois, se sont reconverties dans des activités qui étaient en adéquation avec le contexte sociopolitique d'antan marqué par une absence d'Etat de droit.

Ainsi vont se renforcer un ensemble d'activités lucratives au nombre desquelles la vente de médicaments de rue. La collecte des données s'est effectuée en utilisant diverses méthodes complémentaires : la recherche documentaire, une enquête par questionnaire, des entretiens semi-structurés non directifs, de l'observation directe en vue de réaliser une monographie des lieux de vente.

L'enquête par questionnaire a été réalisée au sein des ménages de la ville de Bouaké. Elle concerne à la fois les consommateurs et les non consommateurs de médicaments de rue. Le questionnaire a aidé à fournir des informations générales relatives aux points de vue des populations sur les médicaments de rue, les motifs de recours ou de non recours, les conséquences éventuelles liées à la consommation des médicaments de rue, les fréquences, les moments d'achat, les pathologies pour lesquels l'on a recours aux médicaments de la rue et les suggestions pour enrayer ce phénomène. Des entretiens individuels ont été réalisés auprès de divers acteurs (vendeurs de médicaments de rue, pharmaciens, fournisseurs ou grossistes, délégués médicaux, agents de santé, etc.). Trois guides d'entretien individuels semi-structurés ont élaborés :

Ces guides comportent des points communs à tous mais aussi des points de spécificité en fonction des cibles à enquêter. Les entretiens ont porté sur : l'opinion relative à l'ampleur du phénomène, les circuits d'approvisionnement connus, les stratégies utilisées par les fournisseurs et les vendeurs pour contourner les règles établies, les conséquences, les actions menées, les difficultés rencontrées et les suggestions pour limiter voire enrayer ce phénomène.

Les moments d'entretien avec les vendeurs ont été également mis à profit pour observer le type d'installation dans laquelle s'opère l'activité de vente, l'organisation du travail, les lieux de conservation et le mode de stockage, la manipulation des médicaments par les vendeurs et leurs clients, les propos échangés lors des rencontres entre clients et vendeurs, les interactions clients-vendeurs, etc. Ces données étaient consignées dans le journal de terrain du chercheur.

Les chiffres relatifs à l'activité de vente de médicaments de rue en Côte d'Ivoire font état de 1/3 du marché du médicament occupé (MSHP, 2009). Les discours de l'autorité ministérielle rapportés par la presse lors de conférences publiques mentionnent 25% du chiffre d'affaires de l'activité pharmaceutique dans le pays. Le calcul de la taille de l'échantillon de l'enquête quantitative s'appuie sur ce chiffre. Il s'est effectué à l'aide de la formule suivante en s'appuyant sur le taux de 25% :

$$n = \frac{(\varepsilon_a^2 * p * q)}{e^2}$$

n : est la taille de l'échantillon ; **ɛa2** : correspond au degré de confiance. **a**=5% (risque consenti) ; écart réduit = 1,96 ; **p** est la fréquence approximative du facteur étudié. **q** est le complément de **p** (q=1-p) ; **e** la précision souhaitée est de 5%, ce qui est expliqué par α=0,05 (Dabis, 1992).
L'effectif total à enquêter est de 288 personnes (consommateurs ou non consommateurs).

Toutefois, pour diverses raisons que sont des cas de refus et des contraintes de terrain, l'échantillon réalisé a été de 200 personnes. Les quartiers et villages participant à l'enquête ont été tirés de façon aléatoire dans une liste extraite du Recensement Général de la Population et de l'Habitat (RGPH, 2014). Cette liste contenait les noms des quartiers et villages de la commune de Bouaké. A l'intérieur du quartier ou village tiré, les ménages ont été sélectionnés de façon aléatoire par la technique du trajet aléatoire consistant à faire pivoter un stylo ou une bouteille, à suivre le sens indiqué par celle-ci pour l'îlot à enquêter puis un pas ou saut est effectué à l'intérieur des ilots et entre ilots pour sélectionner les ménages. Dans chaque ménage un individu ayant plus de 15 ans d'âge disponible et volontaire a été enquêté.

L'inclusion des participants au volet qualitatif de l'étude a tenu compte de la catégorie d'acteur (les fournisseurs et les acteurs gouvernementaux). Toutefois, la pratique du terrain a révélé qu'il est inopportun de fixer d'avance une taille d'échantillon pour une telle étude. En effet, le sujet étant très sensible, beaucoup d'acteurs (surtout dans le milieu des vendeurs) étaient réticents. La relation tissée avec les vendeurs qui acceptent de se prêter aux questions du chercheur, a été donc exploitée pour rechercher d'éventuels autres adhérents à l'étude. En outre, après un entretien avec une personne donnée, les informations obtenues m'orientaient vers un autre acteur, soit pour confronter ces premières informations aux secondes soit parce que l'entretien en question me révèle l'importance d'un acteur auquel je n'avais pas pensé au départ. Ainsi, la méthode d'échantillonnage boule de neige s'est imposée. Au total 20 entretiens ont été réalisés :

- 3 entretiens avec des pharmaciens privés ;
- 1 entretien avec 1 grossiste pharmacien ;
- 2 entretiens avec des délégués médicaux (commerciaux de laboratoires pharmaceutiques) ;
- 2 entretiens avec des agents de santé publique et privée ;
- 12 vendeurs de médicaments de rue, dont deux grossistes et 10 détaillants.

Le matériau de l'enquête qualitative est également constitué de 30 séances d'observation directe. Une grille d'observation a été élaborée et mémorisée par les enquêteurs. Ceux-ci ont effectué des visites sur les sites de marchés de rue pour observer les points de vente aussi bien de l'intérieur que de l'extérieur.

Ils passaient une voire plusieurs journée(s), sur le lieu de vente. L'observation se déroulait également pendant l'entretien avec le commerçant. Les éléments à observer contenus dans la grille d'observation étaient les suivants : situation géographique de l'unité de vente, état physique, ensemble des activités commerciales qui y sont menées, effectifs et caractéristiques socio-démographiques des vendeurs, typologie des médicaments vendus, organisation de la vente, caractéristiques socio-démographiques des clients, afflux des clients, interactions vendeurs-clients, discours échangés, etc.

2. De « l'embargo » sur les médicaments

Dans une tentative d'éclairage du sens du concept d'embargo, Dubouis (1967) indique que cette notion a connu une évolution à travers le temps.

Elle est passée de l'idée historique de saisie des navires d'un Etat donné, à l'image plus large d'interdiction frappant les exportations vers un ou plusieurs Etats. Cela, après avoir transité par une connotation encore plus extensive, à savoir, interdiction frappant tant *« les exportations à destination de certains Etats que les importations en provenance de ces Etats »*. Comme le précise cet auteur, l'embargo se distingue des concepts de blocus et de boycottage.

Confirmant le recours à l'embargo comme une pratique légitime inscrite dans les relations internationales, des experts précisent, que cette institution est une mesure médiane se situant entre les déclarations diplomatiques et le recours à la force militaire : *« solution intermédiaire entre l'inaction ou la parole diplomatique, parfois insuffisante, et l'intervention militaire, souvent impossible »* (Ramses, 2001 ; Rouppert, 2012). De ce point de vue, l'embargo se présente comme une option certes coercitive mais souple, comparée à l'usage de la force militaire.

D'usage courant dans la vie politique internationale, l'embargo était jusqu'à récemment méconnu des pays de l'Afrique de l'Ouest francophone, du moins sous sa forme de restriction économique. En effet, les embargos sur les armes sont légion en Afrique de façon générale, et particulièrement dans la partie Ouest en proie depuis les deux dernières décennies à des conflits militaires.

S'agissant de l'embargo dans son sens strict, interdisant les exportations vers un pays donné, un exemple parmi les plus frappants est celui de Cuba. Un « dispositif d'étranglement économique » a été progressivement mis en place par les USA. Celui-ci consistait à empêcher toute exportation de produits technologiques américains et même médicaux des USA vers Cuba ou de firmes américaines à l'étranger vers ce pays. Les importations de sucre cubain (principale matière première de cuba) par les USA sont par la même occasion supprimées (Garfield and Santana, 1997 ; Colonomos, 2000 ; Colonomos, 2001). Un autre exemple, encore plus frappant, est le cas Irakien. Ce pays a subi douze années d'embargo économique et militaire imposé par l'ONU, en représailles à son opération d'envahissement du Koweit menée en 1990. Au plan économique, une interdiction frappait certes le pétrole Irakien, mais aussi les exportations de vivres vers ce pays. Il s'agissait d'un embargo très rigide et sans précédent (Koskenniemi, 1991 ;

Ramses, *op. cit.* ; Dewambrechies, 2003). Au point qu'il fallut recourir à une formule d'exemption (pétrole contre nourriture) qualifiée d'humiliante par plusieurs observateurs de la scène politique internationale. Dans le cas Cubain, l'interdiction d'exportation de matériel médical et de médicaments a été expressément mentionnée. En 2004, une firme pharmaceutique américaine (Norton Corporation) a même été lourdement sanctionnée pour motif de vente de vaccins pour enfants à Cuba par une de ses filiales européennes.

Aujourd'hui, tirant les leçons du désastre humanitaire provoqué par le caractère total de l'embargo contre l'Irak *« embargo sur les armes et embargo économique, financier et commercial global »*, l'ONU affirme privilégier les régimes de sanctions ciblées. Des exemples de telles mesures ayant pour objectif de « priver un Etat ou un mouvement des moyens de faire et de financer la guerre », sont donnés.

A savoir, embargo sur les armes (Libéria, Sierra Leone), sanctions financières ciblées (UNITA, Al Qaeda et associés), embargo pétrolier (UNITA), embargo sur les diamants (UNITA, FRU sierra léonais, Libéria), interdictions de déplacement (FRU sierra léonais, UNITA, Libéria) [www.un.int].

La Côte d'Ivoire, vient de faire l'expérience d'un embargo sur ses ports. Cela à l'occasion d'une crise post-électorale qui a secoué le pays sur la période du quatrième trimestre de l'an 2010 au début du second trimestre 2011. L'embargo décrété par l'UE sur les ports ivoiriens est conforme à la définition retenue par Dubouis (*op. cit.*), si l'on s'en tient à la description qu'en fait l'Agence Française de la Presse (AFP) : *« L'UE a imposé des sanctions au camp Gbagbo ainsi qu'à onze entités économiques, parmi lesquelles les ports d'Abidjan et San Pedro, par lesquels transite le cacao. Cela conduit à empêcher les navires marchands enregistrés dans l'UE d'accéder à ces ports »* (AFP, 2011).

L'interdiction de l'UE frappant les deux ports ivoiriens a donné lieu à des interprétations diverses. Celles-ci se rapportent à son lien avec les difficultés d'approvisionnement en médicaments. Certains ont parlé « d'embargo sur les médicaments » alors que d'autres insistaient sur le caractère purement économique de la mesure. Quelle analyse faire de cette situation ? Si un tel embargo est avéré, comment les acteurs du système de santé ivoirien s'y sont-ils pris pour en minimiser les effets ? Quels en ont été les effets sur le système de santé et sur les populations ?

A partir d'une recherche qualitative à la fois documentaire et de terrain, menée à Abidjan, j'examine le phénomène de « l'embargo sur les médicaments » sous l'angle de sa construction par les acteurs en présence, et sous celui des modifications que cet évènement a pu entrainer sur le système de santé et dans les parcours de soins des individus et des ménages.

Bourdieu (1987, p. 147), dans la démonstration qu'il fait du deuxième concept composant sa théorie du structuralisme constructiviste, présente le constructivisme en ces termes : *« Par constructivisme, je veux dire qu'il y a une genèse sociale d'une part des schèmes de perception, de pensée et d'action qui sont constitutifs de ce que j'appelle habitus, et d'autre part des structures sociales et en particulier de ce que j'appelle des champs »*. L'approche de Bourdieu basée sur l'analyse de l'*habitus*, préconise une mise en rapport de l'individu avec les espaces et les processus sociaux dont celui-ci dépend, qui influencent son vécu personnel et ses actions. Sous ce même angle, d'autres auteurs décrivent la construction sociale, comme étant un processus d'interaction entre plusieurs espaces sociaux au contact desquels se développent l'apprentissage et l'intériorisation de tout un ensemble de normes et d'attitudes (Rybault, 2002). Les auteurs de l'ouvrage collectif dirigé par Jaffré et Olivier De Sardan (1999), appliquent ce concept à la sphère culturelle. La question qu'ils se posent sous le titre de la construction sociale des maladies est de savoir : "comment diverses cultures contiguës d'Afrique de l'Ouest se représentent-elles un certain nombre de maladies « parentes » ? ".

Les divers espaces sociaux concernés ici sont des espaces culturels de différents pays dont les peuples, les savoirs et les pratiques se côtoient, interagissent au sein de la zone géographique de l'Afrique de l'Ouest.

Dans le cas spécifique de la construction sociale de l'embargo sur les médicaments en Côte d'Ivoire, le concept de construction sociale me permet d'analyser le contexte de crise militaire et son imbrication avec le domaine de la santé, comme révélateurs de plusieurs espaces sociaux en interaction. A savoir : i) l'espace de la communauté internationale intervenant en tant qu'agent de régulation voire juge des actions entreprises par les parties belligérantes, qui à travers la CEDEAO, l'UA et l'UE a décidé d'un embargo pour juguler la crise que traversait ce pays ; ii) l'espace politique national de belligérance entre deux clans rivaux se disputant le pouvoir avec ses contraintes financières et logistiques pour les individus et les familles, iii) ainsi que l'espace du système de santé du pays en proie aux effets de la crise. L'interaction des individus et des familles avec les idéologies, les discours, les pratiques et les décisions à l'œuvre dans ces différents milieux sociaux connexes, est capable de générer des représentations et un vécu différencié.e.s de l'embargo sur les médicaments.

La démarche est qualitative. Trente ménages ont été inclus dans la recherche. Le recrutement de ces ménages s'est effectué par la technique d'échantillonnage boule de neige. Celle-ci consiste après un entretien avec un ménage à s'orienter vers un autre sur indication du précédent. Cette approche a été utilisée pour réduire le nombre de refus, car la crise postélectorale demeurait encore fraiche dans les mémoires.

Plusieurs familles, dans un tel contexte préféraient ne pas se prononcer sur des questions concernant cette période. Malgré cette option, 6 ménages suggérés par des personnes enquêtées ont refusé de participer à l'étude. La sélection s'est faite sur le principe de la libre volonté de participer.

Les ménages ont été recrutés dans la commune de Yopougon à Abidjan. Ils proviennent de trois quartiers, dont deux (SICOGI et Port Bouët 2) sont reconnus chacun pour leur appartenance à l'un ou l'autre bord politique concernés par la crise post-électorale. Le troisième (Maroc) est un quartier qualifiable de neutre.

Les enquêtés sont des couples vivant en moyenne avec au moins 1 enfant, et dont le chef de ménage avait une occupation professionnelle soit dans le secteur public soit dans le privé. Ce sont en général des cadres moyens, seulement 5 ménages avaient pour chef un cadre supérieur et 7 autres chefs de ménage relevaient du secteur informel. L'âge moyen des personnes enquêtées dans les ménages était de 32 ans. Le niveau d'instruction de l'enseignement conventionnel secondaire domine l'échantillon. Dans seulement 1/3 des ménages, le couple a pu prendre part à l'entretien. Dans les autres cas, soit l'homme soit la femme était présent(e) au moment de l'enquête.

S'agissant des agents de santé, 11 ont été interrogés, à savoir : 3 médecins, 1 pharmacien et 4 infirmiers des hôpitaux et centres de santé publics, 1 agent de la pharmacie de santé publique, 2 pharmaciens privés, tous dans le district d'Abidjan.

Enfin, 2 responsables d'ONG ayant œuvré dans le domaine humanitaire pendant la crise post-électorale ont été enquêtés.

Les entretiens duraient en moyenne 1 heure et 30 minutes. Deux guides d'entretien ont servi pour les entretiens, l'un pour les ménages et l'autre pour les agents de santé. Le guide d'entretien des ménages comportait des questions relatives à l'exposition à l'information sur l'embargo et l'opinion des personnes enquêtées sur cette information, les effets de cette décision sur le ménage, puis les stratégies de résilience. S'agissant des acteurs de santé, les thématiques abordées étaient l'exposition à l'information sur l'embargo et l'opinion de l'agent de santé sur cette information, les effets de cette décision sur le système de santé et l'approvisionnement des pharmacies en médicaments, les stratégies de résilience internes au système de santé.

Pour les aspects liés à la construction sociale de l'embargo sur les médicaments, la recherche a également mis l'accent sur la documentation (articles de presse, Internet). Cela, afin d'exploiter les discours d'acteurs qui se sont exprimés sur ce sujet lors du déroulement de la crise post-électorale.

3. De la pénurie d'eau

« *L'eau est source de vie* », a-t-on coutume de dire. Cette assertion, révélatrice du caractère indispensable de l'eau, a été le thème d'une décennie d'actions sur l'eau décrétée par l'ONU (ONU, 2010). Elle se fonde sur les multiples usages de l'eau, à savoir : nutriment (boisson, mets, etc.), élément d'hygiène (toilette, lessive, etc.), ressource thérapeutique (préparation de médicaments, breuvages, etc.), instrument économique (agriculture, pêche, élevage, industries, etc.), outil de développement (travaux de construction de bâtiments, routes, ponts, etc.). A juste titre, le rapport mondial des Nations Unies sur la mise en valeur de l'eau insiste sur la nécessité d'investir dans cette ressource. Cette exigence se fonde sur des évidences mentionnées dans ce rapport, à savoir : la capacité des investissements liés à l'eau à favoriser la croissance économique, réduire le poids de la pauvreté et améliorer l'état de santé des populations (UN-Water/UNESCO, 2008). L'eau est même présentée comme une ressource ayant une valeur multidimensionnelle : effets positifs en matière de santé mentale, bien-être spirituel, d'équilibre émotionnel et de bonheur (UN-Water/UNESCO, 2021).

Vu l'importance capitale de l'eau pour la vie humaine, l'ONU reconnaît le droit de l'Homme à l'accès à l'eau potable (ONU, 2010). Dans l'article 1 de sa résolution 64/292 sur le droit de l'Homme à l'eau et à l'assainissement, il est clairement écrit que l'ONU « *Reconnaît que le droit à l'eau potable et à l'assainissement est un droit de l'homme, essentiel à la pleine jouissance de la vie et à l'exercice de tous les droits de l'homme* » (ONU, 2010, p. 3). En réponse à cette reconnaissance mondiale, des politiques sont développées aux niveaux international, régional, national et local pour rendre l'eau disponible auprès des ménages, des industries et des différents secteurs d'activités. Mais celles-ci sont souvent confrontées à des contraintes au nombre desquelles figurent les effets des changements climatiques.

Aux changements climatiques sont rattachés des conséquences graves sur le cycle de l'eau terrestre, dues à l'intensification des précipitations extrêmes et à l'augmentation de la fréquence des vagues de chaleur, provocant respectivement des inondations et des sécheresses. Les inondations causent des destructions des infrastructures d'eau et les sécheresses entraînent un stress hydrique avec pour effet la diminution de la disponibilité de l'eau dans les fleuves. Une réduction de la disponibilité de l'eau fortement ressentie dans les villes du fait de la poussée démographique et de la forte densité humaine dans ces zones (UN Water/UNESCO, 2021).

Les villes des pays en développement, notamment celles d'Afrique ne sont pas épargnées par les changements climatiques et leurs corolaires de réduction de la disponibilité d'eau potable. Ces villes sont généralement déjà confrontées à des problèmes de gouvernance et d'assainissement ce qui les rend davantage vulnérables aux effets des changements climatiques. Selon un rapport de l'ONU Habitat, les maux qui minent les villes Africaines ont pour noms : pauvreté, taudis et bidonvilles, inégalités sociales, municipalités démunies, sous-estimation des risques d'insécurité en matière d'eau et de ravitaillement, etc. (ONU Habitat, 2010). En outre, face à la démographie galopante des pays Africains, gérer les besoins vitaux des populations, notamment l'approvisionnement en eau potable, y constitue une priorité (Roche, 2003).

En Côte d'Ivoire comme dans de nombreux pays Africains, des efforts sont faits depuis des décennies pour organiser le secteur de l'eau et réduire les difficultés d'accès des populations à cette précieuse denrée. Ces efforts ont pour noms : mise en œuvre dès 1973 du programme national de l'hydraulique humaine, organisation de la réponse en trois secteurs (hydraulique urbaine, hydraulique villageoise, hydraulique villageoise améliorée), disponibilité d'une société de distribution d'eau (SODECI), création d'un office national d'eau potable (ONEP), tenue des états généraux de l'eau potable, création d'un observatoire de l'eau, mise en œuvre de la gestion intégrée de l'eau, initiation d'un plan d'urgence gouvernemental hydraulique au sortir de la crise postélectorale, etc. (Diabagaté *et al.*, 2016). Toutefois, malgré les efforts fournis, le pays fait souvent face à des pénuries d'eau, notamment dans ses grandes villes, telles qu'Abidjan et Bouaké.

Lorsque surviennent ces crises d'eau, elles sont vécues comme un drame par les populations concernées. Puis il n'est pas rare d'entendre certaines personnes mettre en doute la bonne volonté de l'Etat ou des pouvoirs publics à résoudre le problème. Ce qui laisse libre cours à des commentaires, à l'expression d'émotions diverses. C'est ce vécu subjectif et émotionnel (par les populations) de l'exécution des politiques publiques, ici singulièrement le vécu de la gestion de la crise d'eau par les pouvoirs publics, qui m'intéresse. La compréhension de ce phénomène intéresse la sociologie phénoménologique (Shütz, 1998 ; Melançon, 2008 ; Laoureux, 2008) et la sociologie des émotions (Le Breton, 1998 ; Halbwachs, 2014). La phénoménologie sociologique considère le monde social comme un monde du quotidien et de spontanéité, dans lequel l'individu mène des actions dont lui seul en connaît le sens et où ces actions sont influencées par ses expériences passées et son intention. Ici sont concernés les choix et les stratégies développées par les ménages pour satisfaire leurs besoins en eau dans la période de crise, les significations de ces choix et stratégies pour les acteurs eux-mêmes et leurs liens avec leurs expériences vécues d'une part en rapport avec leurs habitudes en contexte normal de disponibilité d'eau et eu égard aux solutions de sortie de crise proposées par les pouvoirs publics. La sociologie des émotions désigne la société comme source des émotions, l'expression des émotions étant transmise à l'individu par la collectivité et les états émotionnels étant rarement le fait d'individus isolés, agissant sans tenir compte de la présence ou de la réaction d'autres acteurs sociaux. Ici, il s'agit de jeter un regard sur les réactions, émotions et sentiments exprimé.e.s par les individus dans la situation de crise, en lien avec la réponse des pouvoirs publics à leurs attentes en matière de réactivité et de solution à la crise d'eau.

La recherche est qualitative. Le matériau a été collecté à l'aide d'entretiens semi-directifs. Le principal critère d'inclusion des ménages dans l'enquête était la résidence dans la ville de Bouaké au moins un an avant la crise d'eau. Les participants étaient sélectionnés en fonction de leur disponibilité. Le chef de ménage ou son représentant était la personne sélectionnée dans le ménage. Dans plusieurs cas, celui-ci se faisait aider par un de ses enfants ou protégés pour l'interprétation en langue vernaculaire et dans d'autres cas, elle prenait la forme d'entretiens en groupe, avec l'intervention d'un ou plusieurs autres membres de la famille dans la discussion. Une quarantaine de ménages a été enquêtée, dans un total de 4 quartiers de la ville (Ahougansou, Broukro, Zone et N'gattakro). Les données ont été triées et analysées à l'aide du logiciel Nvivo 12.

Le consentement éclairé des participants a été recueilli avant de procéder à l'entretien. Une fiche de consentement a été élaborée à cet effet et présentée à l'enquêté.e. Elle était accompagnée d'une notice d'information qui a inclus le contexte et les objectifs de la recherche, les avantages et les risques éventuels pour les participants, la durée de l'entretien, les précautions prises pour garantir la confidentialité, la liberté de se retirer de l'enquête à tout instant, la liberté de répondre à tout ou partie des questions posées, etc.

4. De la Covid-19

Rangée parmi les plus grandes épidémies de l'histoire (Deleersnijder, 2021), l'épidémie de la Covid-19 a secoué le globe entier. C'est une pandémie des plus impressionnantes vu sa progression rapide et le nombre de personnes au monde qu'elle a dû contraindre au confinement (Sardon, 2020). En effet, lorsque le coronavirus a été découvert en fin d'année 2019 en Chine, il était premièrement circonscrit à la ville de Wuhan (Paul *et al.,* 2022 ; Zhou *et al.,* 2020). Rien ne présageait, dès ces premières heures, que cette épidémie évoluerait environ 3 mois plus tard vers une crise sanitaire planétaire et susciterait tant de mobilisation.

Elle a ensuite progressivement monopolisé l'attention des médias, des politiques, des sciences biomédicales, etc., mais également celle des sciences humaines et sociales, à mesure qu'elle se propageait dans le monde, au point d'être qualifiée de « catalyseur » (Burguet, 2022).

Les sciences sociales ont largement contribué à la fois à la compréhension et à la gestion de cette crise sanitaire mondiale à travers la diversité et la pertinence des problématiques traitées sur le vif, puis en contexte post Covid, bien que les sciences biomédicales semblaient bénéficier de plus de crédit auprès des décideurs. En fait, la pandémie du Covid-19, révélant les limites des sciences biomédicales, a confirmé l'importance des sciences sociales dans l'élaboration et la mise en œuvre des politiques publiques de santé (Desclaux *et al.,* 2023).

Plus globalement, les différentes thématiques traitées par les SHS questionnent le rôle des facteurs sociaux, politiques, économiques, etc., sur l'évolution de la crise sanitaire sans précédent qu'a connu le monde. En particulier, plusieurs publications se sont intéressées pendant et après la pandémie au vécu social des mesures sanitaires d'urgence —distanciation sociale, port obligatoire du masque dans les espaces publics, lavage des mains, confinement, etc.— édictées par les politiques, puis relayées à grand renfort médiatique. Dans les pays du nord comme dans ceux du sud, la virulence du SARS-CoV-2 a conduit les pouvoirs publics à prendre des mesures préventives drastiques, presque « dans le noir » (Pilmis, 2020), pour espérer contenir la propagation rapide du virus. Or, ces mesures, aussi réalistes et objectives pouvaient-elles paraitre, venaient brusquement remettre en question des habitudes socioculturelles fortement installées dans les sociétés humaines depuis plusieurs générations. La crise sanitaire entrainée par la Covid-19 provoque dès lors, dans son sillage, notamment à travers lesdites mesures barrières, une crise du social (Mikamb Mi Touamot *et al.,* 2022).

Les injonctions articulées à ces mesures d'urgence liées au Covid-19 ont mis à terre les économies et reconfiguré les interactions sociales. Elles ont contribué à disséminer la peur et instaurer la méfiance au sein des populations. Diagne (2022) rapporte par exemple qu'au Sénégal, ces mesures sanitaires, « la militarisation des discours » qui les accompagnent ainsi que leur traitement médiatique ont été source de psychose et de stigmatisation au sein de la population. La crainte de contracter le virus conduit à une forte méfiance des uns vis-à-vis des autres et surtout envers les familles où des cas ont été testés positifs au Covid-19. Ce faisant, les liens sociaux s'en trouvent rudement éprouvés, occasionnant parfois des tensions au sein des unités familiales (Wang, 2020). Pour autant, la peur n'a pas suffi à susciter l'adhésion systématique de tous aux différentes mesures dites *anti-covid*, y compris les vaccins. En effet, l'appropriation par les populations ou le rejet des différentes recommandations *covidiaires* étaient aussi influencés par les représentations sociales. À l'instar de toutes questions de santé, les interprétations socioculturelles de la Covid-19 ont eu des incidences sur le respect des mesures barrières, l'adoption ou l'hésitation face au vaccin, la fréquentation des centres de santé et l'émergence d'autres attitudes et pratiques ayant favorisé ou tout au contraire constitué des barrières aux différentes stratégies sanitaires déployées (Akpi *et al.*, 2021; de Condappa *et al.*, 2021; Kule & Muniar, 2021). Néanmoins, Kiran (2020) pense que cette crise sanitaire a pu avoir quelques effets positifs sur les relations sociales.

Alors que le virus a poussé à l'adoption de mesures préventives dites « antisociales » comme la distanciation sociale, le confinement, etc., il a paradoxalement fait renaître certaines valeurs sociales comme le partage, l'aide aux pauvres et personnes âgées, la gestion des ressources, etc., dans un monde de plus en plus individualiste.

Les contributions des SHS ont également aidé à saisir la Covid-19 à la fois comme marqueur et intensificateur de vulnérabilités et de défis préexistants. Des écrits documentent la manière dont les inégalités sociales ont été ravivées par la Covid-19. Ces inégalités construites sur le niveau de revenu, les conditions de vie, le sexe, la race, l'âge, la comorbidité, etc., sont présentées comme ayant influencé l'exposition au risque de contracter le coronavirus, de développer une forme grave, d'avoir accès aux soins, d'en mourir, de subir plus de confinement, etc., (Bajos *et al.,* 2020 ; Carde, 2020). Par ailleurs, Kiran (*op. cit.*) explique que la pandémie a contribué à rendre beaucoup plus perceptibles les stigmatisations vécues par certaines catégories sociales comme les pauvres, les noirs et les personnes âgées qui étaient perçues comme des groupes sociaux à risque dont il fallait s'éloigner pour éviter de contracter le virus. Au-delà des individus, on évoque des inégalités territoriales dans la distribution de la pandémie à SARS-CoV-2. Certains travaux argumentent que les territoires les plus pauvres, même à l'intérieur d'un même pays, fut ceux où les taux les plus élevés de cas positifs et de mortalité ont été relevés (Bourdeau-Lepage *et al.,* 2022; Host *et al., op. cit.*). D'autres inégalités sociales sont relevées au niveau des relations internationales qui ont modulées l'évolution de la crise sanitaire mondiale.

Dans la littérature, on interpelle sur les disparités entre les pays du nord et ceux du sud, pays riches et pays pauvres au niveau de la production et de l'accès au vaccin ainsi qu'aux autres équipements annexes. Pendant que la plupart des pays pauvres et africains en particulier peinaient à s'approvisionner en dose de vaccins auprès des laboratoires, les pays riches parvenaient aisément à conclure des commandes importantes et à se les faire livrer de manière ininterrompue (Desclaux & Sow, 2021; Mari, 2021; Stok *et al.,* 2021). Toutefois, ces disparités sont aussi analysées comme étant corolaires de vulnérabilités internes des pays eux-mêmes. En effet, même si la plupart des pays africains ont été très réactifs en prenant des dispositions particulières au constat des proportions inquiétantes que prenait le SARS-CoV-2 ailleurs dans le monde, leur dynamisme cachait mal la fébrilité de leurs systèmes de soins, économiques, et de leur dépendance aux appuis extérieurs (Eboko & Schlimmer, 2020).

Dans cette ambiance exceptionnellement délétère, la gestion politique de la pandémie est discutée. Il est par exemple remis en question la légitimité de l'état d'urgence décrété par les politiques jugé quelque peu excessif, liberticide, voire anti démocratique (Schouler & Mucchielli, 2022). Les approches communicationnelles des gouvernements sont appréhendées comme étant trop verticales. À cet effet, la littérature suggère la construction des stratégies sanitaires sur des modèles locaux en priorisant des approches par le bas afin d'être plus au fait des besoins des populations et de favoriser plus d'adhésion de leur part aux différentes mesures éditées (Host *et al.*, 2021).

Enfin, l'une des questions ayant fait l'objet de différents apports par les sciences sociales était celle de la gestion des morts durant la pandémie Covid-19. Les mesures biosécuritaires visant à éviter la transmission du virus au travers de contacts avec les fluides corporels des personnes décédées ou suspectées d'être décédées de la Covid-19 ont induit « une gestion expéditive » des morts (Moulin, 2022). Or, des travaux antérieurs sur l'épidémie du sida et plus récemment l'Ebola conduits par les sciences sociales ont documenté les dimensions sociales et culturelles des rites funéraires qui doivent accompagner des personnes en fin de vie et des morts, même en période d'épidémie. Ces différentes pratiques qualifiées d'« impératifs funéraires » ont pour finalité de rendre la mort socialement plus acceptable (Chotard *et al.*, 2022; Egrot *et al.,* 2022; Kra *et al.,* 2020). Par conséquent, leur interdiction par les mesures biosécuritaires a été majoritairement interprétée comme un acte de « déshumanisation et de banalisation des morts », d'où l'indignation des familles (Quesne, 2022). Pourtant, la littérature recommande pour une problématique aussi sensible des réajustements à travers des « contres rites, rites de substitution ou de réparation afin d'apaiser les tensions » (Kra *et al., op. cit.*). Le deni ou la prise en compte insuffisante de ces dimensions socioculturelles des rites funéraires par les gouvernements a sans doute contribué à l'amplification des effets sociaux de cette pandemie.

Au regard de ces orientations diverses, ma contribution au renforcement de l'apport des sciences sociales à l'apréhension des dimensions sociales de la pandémie du Covid-19, a consisté à mener des séances d'observation de pratiques sociales face aux mesures barrières, en début d'épidémie (mars-avril 2020), dans un contexte de montée en puissance de la Covid-19 en Côte d'Ivoire, marqué par une intensification de la sensibilisation et le renforcement des mesures barrières. De fait, même si l'Afrique est apparue moins impactée que les autres continents (Eboko & Schlimmer, *op. cit.*), il n'en demeure pas moins que la pandémie a perturbé le système sanitaire et l'économie dans les pays Africains (Chippaux, 2022). Les statistiques concernant la Côte d'Ivoire dressent le tableau suivant en ce qui concerne la morbidité et la mortalité [www.wikipedia.org] :

- Décembre 2020 : 22 490 dont 137 décès ;

- Décembre 2021 : 71 004 dont 714 décès ;

- Décembre 2022 : 87 941 dont 831 décès ;

- Décembre 2023 : 88 384 cas dont 835 décès.

Le premier cas de Covid-19 a été déclaré le 11 mars 2020, et face à la progression rapide de l'épidémie, le Gouvernement avait pris des mesures drastiques notamment l'interdiction de vols vers des pays enregistrant plus de 100 cas, la fermeture des frontières terrestres, ainsi que l'isolement du grand Abidjan des localités de l'intérieur du pays. Des statistiques sur les cas de contamination et de décès étaient publiées de façon journalière sur les antennes de la télévision nationale.

A titre d'illustration, le 7 avril 2020, la Côte d'Ivoire enregistrait officiellement 235 cas de Covid-19. Le 13 avril 2020 c'étaient 622 cas et 5 décès dus au Covid. A cette même date, le point fait par Mme la Directrice régionale de la santé de la région du Gbêkê faisait état de 04 cas de Covid-19 pour le compte de la ville de Bouaké. L'enquête a couvert deux mois. Les lieux d'investigation étaient des unités commerciales de la ville de Bouaké, qu'il s'agisse de grandes surfaces commerciales telles que les supermarchés, de surfaces de taille moyenne comme les banques, les boulangeries ou qu'il s'agisse de petites surfaces telles que des bistrots, des pressings ou des agences de transfert d'argent. En tout une dizaine de structures a fait l'objet d'observation. Ce qui m'intéressait c'était les dispositions prises par ces structures pour prévenir la propagation du corona virus, c'est-à-dire pour protéger le personnel et les usagers contre la transmission du virus. Une attention particulière était accordée au dispositif de lavage des mains, au port de masque par le personnel et les usagers, au respect de la distanciation. Les gestes, discours, interactions, attitudes, mais aussi les objets manipulés et la circulation des acteurs étaient minutieusement observés. L'observance des mesures de prévention par les différents acteurs constituait aussi un centre d'intérêt majeur. Les notes étaient rédigées sous la forme d'un récit.

La posture méthodologique est celle de l'observation directe et participante. Pour ce faire, les observations s'effectuaient à l'occasion de courses liées à la vie quotidienne du chercheur. Pour être plus précis, je ne décidais pas d'aller dans telle structure tel jour pour une séance d'observation.

C'est plutôt mon calendrier de courses pour des besoins de la famille ou pour des besoins personnels, qui offrait les occasions de visiter certaines structures. Ceci favorisait des découvertes grâce à la flexibilité caractérisant ce choix. Je n'allais pas dans ces surfaces avec des préoccupations ou des questions prédéfinies mais pour découvrir des faits produits par les interactions des usagers avec le personnel des services visités. J'étais généralement moi-même dans la posture d'usager de ces structures et observateur. Même les fois où j'ai été observateur sans être usager ont été occasionnées par des sorties pour des courses qui ne prévoyaient pas forcément de l'observation. L'attention du chercheur était finalement constamment en alerte, interpelée par la vue d'un dispositif de lavage des mains ou l'écoute - pendant que je suis en mouvement pour une course particulière - d'un discours interpellateur sur les attitudes et les pratiques des personnes face au Covid-19. C'est le cas d'un récit obtenu suite à un fait vécu par une proche, alors que je l'avais déposée en voiture pour son rendez-vous dans une clinique. L'y ayant laissée pour revenir plus tard la chercher, elle m'appela (téléphone) pour me conter sa mésaventure en ce qui concerne l'attitude du personnel d'accueil eu égard à la prévention du corona virus. Je profitai donc de mon passage dans cette clinique au moment de la ramener, pour procéder à une observation de quelques pratiques.

Références bibliographiques

Agence France-Presse (2011). Côte d`Ivoire : un embargo commercial européen est « une option » (UE). Consulté à l'adresse https://news.abidjan.net/articles/388661/cote- divoire-un-embargo-commercial-europeen-est-une-option-ue

Akpi, E. A., Agbodjavou, M. K., Bedie, V., Akonasou, O., Aïna, A. M., & Kpatchavi, C. A. (2021). Rumeurs, attitudes et pratiques sur la vaccination dans un contexte de maladie dite « importée ». Exemple du covid-19 en milieu Adja-Fon au sud-ouest du Bénin. *Anthropo*, (66), 67-82.

Bajos, N., Warszawski, J., Pailhé, A., Counil, E., Jusot, F., Spire, A., Martin, C., Meyer, L., Sireyjol, A., Franck, J.-E., & Lydié, N. (2020). Les inégalités sociales au temps du Covid-
19. *Questions de santé publique*, *40*, 1-12. https://doi.org/10.1051/qsp/2020040

Baxerres, C. (2011). Pourquoi un marché informel du médicament dans les pays francophones d'Afrique ? *Politique*
africaine, *3*(123), 117-136. https://doi.org/10.3917/polaf.123.0117

Bourdieu, P. (1987). *Choses dites.* Minuit.

Burguet, D. (2022). AAC – Colloque AMADES "Anthropo-logie et Covid-19" – Date de clôture : 24 janvier 2022 [Billet]. *Amades*. https://doi.org/10.58079/b094

Carde, E. (2020). Inégalités sociales de santé et rapports de pouvoir : Covid-19 au Québec. *Santé Publique*, *32*(5), 461-471. https://doi.org/10.3917/spub.205.0461

Carrier, A. (2009). *La notion d'anomie : Généalogie d'un concept sociologique* [Mémoire présenté à la Faculté des études supérieures de l'Université Laval dans le cadre du programme de maîtrise en sociologie pour l'obtention du grade de Maître es Arts (M.A.)]. Université Laval, Québec.

Cary, P., Giglio-Jacquemot, A., Giglio, T., & Melo, A. (2014). Vivre avec la pénurie d'eau à Recife. *Espace populations sociétés, 2014/2- 3*. https://doi.org/10.4000/eps.5824

Chotard, L., Ridde, V., & Chabrol, F. (2022). « Un sac blanc qu'on bouge » : Le corps mort et les soignants à l'épreuve de la pandémie de COVID- 19. *Frontières*, *33*(2). https://doi.org /10.7202/1095220ar

Collin, J., & Lévy, J. J. (2003). Remède, poison et charme magique. *Frontières*, *16*(1), 5. https://doi.org/10.7202/107 3754ar

Colonomos, A. (2000). Mesure médiane se situant entre les déclarations diplomatiques et le recours à la force militaire. *Les études du CERI*, 63, 1-47.

Colonomos, A. (2001). Injustes' sanctions : les constructions internationales de la dénonciation des embargos et l'escalade de la vertu abolitionniste. Ffhal-01065009f

Dabis, F., Drucker, J., & Moren, A. (1992). *Epidémiologie d'intervention*. Arnettte.

De Condappa, T., Nabi, H., Laguette, V., & Baugnet, L. (2021). Rôles des représentations sociales de la Covid-19 en contexte de confinement en France. *Les Cahiers Internationaux de Psychologie Sociale*, (129- 130), 7- 26.

Deleersnijder, H. (2021). *Les grandes épidémies dans l'histoire. Quand peste, grippe espagnole, coronavirus... Façonnent nos sociétés. Quand peste, grippe espagnole, coronavirus... Façonnent nos sociétés*. Mardaga.

Desclaux, A., & Egrot, M. (2015). Le médicament diffusé au Sud : Contextes, formes culturelles et effets sociaux observés depuis les marges : introduction. In A. Desclaux & M. Egrot (Éds.), *Anthropologie du médicament au Sud : La pharmaceuticalisation à ses marges* (pp. 9-44). L'Harmattan.

Desclaux A., Bila, B., Egrot, M., & Sow, K. (2023) Se préparer face aux épidémies Une stratégie de renforcement des compétences en sciences sociales en Afrique. *Médecine Tropicale et Santé Internationale*, *3*(4), 1- 12. https://doi.org/10.48327/mtsi.v3i4.2023.440

Desclaux, A., & Sow, K. (2021). Covid-19 : Après le défi de l'accès au vaccin Afrique, l'hésitation vaccinale ? *The Conversation*. https://theconversation.com/covid-19-apres-le-defi-de-lacces-au-vaccin-en-afrique-lhesitation-vaccinale-167015

Desclaux, A., & Lévy, J.-J. (2003). Présentation : cultures et médicaments. Ancien objet ou nouveau courant en anthropologie médicale ? *Anthropologie et Sociétés*, *27*(2), 5–21. https://doi.org/10.7202/007443ar

Dewambrechies, S. (2003). Embargo écrasant pour un peuple
déjà meurtri (IRAC). Consulté le 10 août 2012, à l'adresse www.amnestyinternational.be/doc/s-informer/notre-magazine-le-fil/libertes-archives/les-anciens-numeros/390-Numero-de-Janvier-2003/Dossier,304

Diabagaté, A., Konan, G.H., & Koffi, A. (2016). Stratégies d'approvisionnement en eau potable dans l'agglomération d'Abidjan (Côte d'Ivoire). *Geo-Eco-Trop*, (4), 345-360

Diagne, N. (2022). La Covid-19 à Dakar (Sénégal). Entre mesures sanitaires, vécu quotidien, traitement médiatique et psychose. *Trayectorias Humanas Trascontinentales*, (14), 89-106. https://doi.org/10.25965/trahs.4909

Dubouis, L. (1967). L'embargo dans la pratique contemporaine. *Annuaire Français de Droit International*, *13*(1), 99-152. https://doi.org/10.3406/afdi.1967.1922

Eboko, F., & Schlimmer S. (2020). Covid-19 : l'Afrique face à une crise mondiale. *Politique Etrangère* ; (4) : 123-134

Egrot, M., Akindès, F., & Kra, F. (2022). Les épidémies, la mort et les morts. Effets des réponses aux crises épidémiques sur les pratiques funéraires et les expériences des familles, des proches ou des soignants. *Frontières*, *33*(2), 1- 20. https://doi.org/10.7202/1095216ar

Fainzang, S. (2001). *Médicaments et société. Le patient, le médecin et l'ordonnance*. PUF.

Fassin, D. (1985). Du clandestin à l'officieux. Les réseaux de vente illicite des médicaments au Sénégal. *Cahiers d'Études africaines*, *25*(98), 161-177. https://doi.org/10.3406/cea.1985.1746

Fofana M., Traoré, K., & Koutou N. C. (2019). Quelques facteurs explicatifs de l'achat des produits de l'ordonnance médicale chez les usagers de la ville de Bingerville. *International Journal of Case Studies, 8*(7), 74-80.

Garfield, R. & Santana, S. (1997). The Impact of the Economic Crisis and the US Embargo on Health in Cuba. *American Journal of Public Health, 87*(1), 15- 23. https://doi.org/10.2105/ajph.87.1.15

Grawitz, M. (2004). *Le lexique des sciences sociales,* Editions Dalloz.

Hadiza, M. (2000). *La pharmacie par terre" au Niger : une alternative à l'échec de la politique pharmaceutique nationale ? Etude de cas à la commune Niamey III,* Mémoire de Maîtrise en Sociologie, Université de Ouagadougou.

Halbwachs, M. (2014). L'expression des émotions et la société. Texte présenté et commenté par Christophe Garenger. *Vingtième Siècle. Revue d'histoire*, *123*(3), 39-48. https://doi.org/10.3917/vin.123.0039

Hamel, V. (2006). *La vente illicite de médicaments dans les pays en développement : analyse de l'émergence d'un itinéraire thérapeutique á part entière, situé en parallèle du recours classique aux structures officielles de santé,* Thèse d'Etat de Pharmacie, n° 160, Université Claude Bernard-Lyon I.

Host, S., Mangeney C., & Grémy I. (2021). Vulnérabilités sociales face à la Covid-19 : Principaux constats et perspectives pour une gestion plus durable. *Environnement, Risques & Santé*, *20*(3), 304-307. DOI : 10.1684/ers.2021.1554

Diarisso, B., & Goredema, C. (2014). *Commerce illicite de la drogue à Dakar. Dimensions et intersections avec la gouvernance.* Rapport N°260, août. https://www.files.ethz.ch/isn/183150/Paper260French.pdf

Jaffré, Y., & Olivier de Sardan, J.-P. (Éds.). (1999). *La construction sociale des maladies : Les entités nosologiques populaires en Afrique de l'Ouest*. Presses universitaires de France.

Kassoum, T. (2007). De la sensibilisation des populations à la gestion de l'environnement urbain dans les quartiers précaires de la ville d'Abidjan. *African Population Studies*, *22*(2), 153-173. https://doi.org/10.11564/22-2-333

Kiran, E. (2020). Prominent issues about the social impacts of Covid-19. *Gaziantep University Journal of Social Sciences*,
19(COVID- 19 Special Issue), 752-766. https ://doi.org/10 .21547/jss.787779

Koffi, K. R., (2015). *Les tolérances pénales en Côte d'Ivoire. [Mémoire soumis en vue de l'obtention du Master de Droit privé fondamental, Option recherche].* UCAO, Unité universitaire d'Abidjan.

Kra, F., Taverne, B., Mininel, F., Akindès, F., Laborde-Balen, G., & Egrot, M. (2020). L'anthropologie impliquée à l'hôpital en contexte d'épidémie de covid-19 pour accompagner les fins de vie et les décès hospitaliers. *The Conversation.* https://theconversation.com/lanthropologie-impliquee-a-lhopital-en-contexte-depidemie-de-covid-19-pour-accompagner-les-fins-de-vie-et-les-deces-hospitaliers-145815

Koskenniemi, M. (1991). Le Comité des sanctions créé par la Résolution 661 (1990) du Conseil de Sécurité. *Annuaire Français de Droit International*, *37*(1), 119-137. https://doi.org/10.3406/afdi.1991.3011

Kule, S. K., & Muniar, J. M. (2021). Représentations sociales de la COVID-19 chez les jeunes de la commune de Mont

Ngafula. *Le Carrefour Congolais*, *5*(1), 127- 143. https://www.ajol.info/index.php/lcc/article/view/254493

Laoureux, S. (2008). Du pratique au théorique : La sociologie phénoménologique d'Alfred Schütz et la question de la coupure épistémologique. *Bulletin d'Analyse Phénoménol o-gique 4*(3),Théorie et pratique (Actes n°1) [En ligne] URL : https://popups.uliege.be/1782-2041/index.php?id=208.

Le Breton, D. (1998). Sociologie des émotions : critique de la raison darwinienne. *Recherches sociologiques*, *29*(1), 37-54

Legris, C. (2005). *La détection des médicaments contrefaits par investigation de leur authenticité : Étude pilote sur le marché pharmaceutique illicite de Côte d'Ivoire* [Thèse d'Etat en Pharmacie]. Université Henri Poincaré.

Mari, F. (2021). Le continent africain aux prises avec la flambée de la troisième vague de COVID-19… et les autres grandes pathologies endémiques. *Études caribéennes*, (49), 1-18. https://doi.org/10.4000/etudescaribeennes.22195

Mattern, C. (2017). *Le marché informel du médicament à Madagascar : une revanche populaire* [Thèse de Doctorat]. Université catholique de Louvain.

Melançon, J. (2008). La compréhension phénoménologique du monde social. https://laviedesidees.fr/IMG/pdf/20080320_melancon_schutz.pdf

Merton, R. K. (1938). Social Structure and Anomie. *American Sociological Review*, *3*(5), 672-682. https://doi.org/10.2307/2084686

Mikamb, M. T. P., Amani, A., Lekeumo, C. F. Z., & Mpand, N. H. F. (2022). COVID-19 et Reconfiguration des liens sociaux. *Health sciences and disease*, *23*(10), 101-106. http://hsd-fmsb.org/index.php/hsd/article/view/3918

Montousse, M., & Renouard, G. (1997). *100 fiches pour comprendre la sociologie : 1er cycle universitaire, classes préparatoires aux grandes écoles commerciales.*

Moulin, A. M. (2022). La fin de la pandémie de COVID-19 : Quel statut pour les morts de l'épidémie ? *Frontières*, *33*(2), 1-15. https://doi.org/10.7202/1095221ar

Ministère de la santé et de l'hygiène publique. (2009). *Politique pharmaceutique nationale politique pharmaceutique nationale,* 69 p.

Ministère de la santé et de l'hygiène publique. (2015). *Plan national stratégique de la chaîne d'approvisionnement en produits pharmaceutiques et intrants stratégiques (PNSCA) 2016-2020*, 89 p.

Munongo, I. M., Tasi, M. J-P., Lutete, S.J., & Lele, N.B. (2022). Perception Locale sur l'Approvisionnement en Eau Potable dans la Zone Périurbaine de Kinshasa en RD Congo: cas des Communes de Kimbanseke, MontNgafula et Kisenso. *Congo Sciences*, *10*(2), 71-80.

UN-Water/UNESCO. (2008). *Rapport mondial des Nations Unies sur la mise en valeur des ressources en eau : la valeur de l'eau.*

ONU Habitat. (2010). *L'état des villes Africaines : gouvernance, inégalités et marchés fonciers urbains.*

Nations Unies. (2010). *Résolution par l'Assemblée générale : 64/292. Le droit de l'homme à l'eau et à l'assainissement.*

Paul, R. E., Telle, O., & Benkimoun, S. (2022). Integrating Social Sciences to Mitigate Against Covid. In *Socio-Life Science and the COVID-19 Outbreak : Public Health and Public Policy* (pp. 47-71). Springer Singapour. https://doi.org/10.1007/978-981-16-5727-6_3

Pilmis, O. (2020). *Prévoir dans le noir*. https://sciencespo.hal.science/hal-02954645

Quesne, A. (2022). 8. La pandémie de covid-19 et la mort : Enjeux juridiques et éthiques du traitement des cadavres durant l'état d'urgence sanitaire. In C. Senik, *Pandémies Nos sociétés à l'épreuve* (pp. 139-152). La Découverte. https://doi.org/10.3917/dec.senik.2022.01.0139

Ramses. (2001). Sanctions économiques : Vers une révision de la stratégie américaine ? Consulté le 30 mars 2012, à l'adresse www.ifri.org/downloads/r01sanctionseconomiques.pdf,

RGPH (2014). *Recensement Général de la Population et de l'Habitat, Institut National de la Statistique*.

Roche, P.-A. (2003). L'eau, enjeu vital pour l'Afrique: *Afrique contemporaine*, *1*(205), 39-75. https://doi.org/10.3917/afco.205.0039

Rouppert, B. (2012). *La Côte d'Ivoire un an après. Rétrospective sur cinq mois de crise électorale, ses impacts et ses questionnements.* Les rapports du GRIP.

Sardon, J.-P. (2020). De la longue histoire des épidémies au Covid-19. *Les Analyses de Population & Avenir*, *26*(8), 1-18. https://doi.org/10.3917/lap.026.0001

Schouler, C., & Mucchielli, L. (2022). Covid, état d'urgence et libertés publiques : Les libertés qui fondent la démocratie sont-elles solubles dans la lutte contre une épidémie ? *Futuribles*, *449*(4), 73-85. https://doi.org/10.3917/futur.449.0073

Schütz, A. (1998). *Éléments de Sociologie Phénoménologi que*. L'Harmattan

Stok, F. M., Bal, M., Yerkes, M. A., & de Wit, J. B. F. (2021). Social Inequality and Solidarity in Times of COVID-19. *International Journal of Environmental Research and Public Health*, *18*(12), 1-12. https://doi.org/10.3390/ijerph18126339

UN-Water/UNESCO (2021). *Rapport mondial des Nations Unies sur la mise en valeur des ressources en eau : l'eau et les changements climatiques.*

Van Der Geest, S. (1982). Part 1: The illegal distribution of western medicines in developing countries: Pharmacists, drug pedlars, injection doctors and others. A bibliographic exploration. *Medical anthropology*, *6*(4),197- 219. https:// doi.org/10.1080/01459740.1982.9987019

Wang, S. (2020). De la reconfiguration des liens sociaux au temps de la COVID-19 : À propos des vécus d'enfants en Chine et de ceux d'origine chinoise en France. *Enfances & Psy*, *87*(3), 30-38. https://doi.org/10.3917/ep.087.0030

www.un.int – *Les régimes de sanction de l'ONU*. Consulté le 02 mai 2012

Pandémie de Covid-19 en Côte d'Ivoire. Consulté le 10 février
2025, à l'adresse https://fr.wikipedia.org/wiki/Pand%C3%A9mie_de_Covid-19_en_C%C3%B4te_d%27Ivoire

Zhou, F., Yu, T., Du, R., Fan, G., Liu, Y., Liu, Z., Xiang, J., Wang, Y., Song, B., Gu, X., Guan, L., Wei, Y., Li, H., Wu, X., Xu, J., Tu, S., Zhang, Y., Chen, H., & Cao, B. (2020). Clinical course and risk factors for mortality of adult inpatients with COVID-19 in Wuhan, China : A retrospective cohort study.
The Lancet, *395*(10229), 1054-1062. https://doi.org/10.1016/S0140-6736(20)30566-3

Chapitre 1
Crises militaro-politiques de 2002 à 2011 et expansion du phénomène de médicaments de rue à Bouaké

L'analyse de l'expansion du phénomène de médicaments de rue, outre le questionnement du vécu des acteurs dans le temps, a fait appel à une monographie du marché des médicaments de rue. Celle-ci inclut un passage en revue de la structuration du marché, ses acteurs, leurs interactions, une description des unités de vente, ainsi qu'un décryptage des stratégies de contournement des normes en vigueur. Avant d'y arriver, ce chapitre commence par un regard sur la question de l'intensification du marché de médicaments de rue à Bouaké.

1. De l'intensification du marché des médicaments de rue

L'existence des médicaments de rue à Bouaké est perçue par les personnes rencontrées lors des investigations, comme antérieure à la crise socio-politique de 2002. Toutefois, le phénomène est généralement décrit comme étant d'une moindre intensité avant la crise, celle-ci l'ayant exacerbé. 14 entretiens sur 20 font allusion à la crise comme facteur d'intensification du marché de médicaments de rue à Bouaké (pharmaciens fournisseurs, pharmaciens privés, agents de santé) et à la crise comme occasion d'entrer dans la vente (vendeurs de médicaments de rue).

Les grossistes pharmaciens et les pharmaciens privés enquêtés sont unanimes sur la question. Leurs propos insistent sur la singularité de Bouaké quant à l'impact de la crise militaro-politique sur l'expansion du phénomène, la comparaison entre une période d'avant crise où il était embryonnaire et celle post crise marquée par une expansion.

D'autres indexent même la préférence des usagers pour ces médicaments de rue comparativement aux médicaments des officines pharmaceutiques agréées, favorisée par leur accessibilité :

> *« Maintenant pourquoi ça prend de l'ampleur, selon les indices ça prend de l'ampleur, avec la guerre ça s'est encore développé, surtout dans cette zone ici (Bouaké). »* Fournisseur, Pharmacien grossiste, 47 ans, marié

> *« Ici (Bouaké) c'est à la faveur de la crise que ça a pris de l'ampleur. Je sais qu'avant la crise ce phénomène-là était marginal hein ! Je sais qu'il y avait seulement un peu. Oui, parce que moi j'étais déjà chez un grossiste, il n'y avait pas, on ne voyait pas ces médicaments partout partout à Bouaké ! Aujourd'hui à la faveur de la crise les vendeurs de médicaments se sont installés. Il s'agit de la crise de 2002. »* Pharmacien d'officine, 52 ans, marié

> *« A Bouaké ça prend de l'ampleur, puisqu'avant ce n'était pas comme ça, c'était un petit noyau ; à la faveur de la crise ça a explosé »* Pharmacien d'officine, 42 ans, marié

> *« Bon moi je pense qu'un des facteurs, vraiment le plus important, ça a été la guerre »* Pharmacien d'officine, 48 ans, marié

> *« Il y a de plus en plus depuis la crise, des fois où des personnes à qui on a donné des ordonnances, nous reviennent avec ces médicaments là (médicaments de la rue). Même au CHU, par exemple, tu prescrits des médicaments comme de l'Amoxciclave à un malade.*

Il y a son malade qui est hospitalisé, il va, il te dit d'accord je vais acheter je reviens.

Quand il revient, tu te rends compte que ce n'est pas les médicaments ordinaires de pharmacie qu'il a sur lui. Et il nous est arrivé de leur demander, mais où vous avez eu ça ? Mais ce n'est pas ce que je vous ai demandé d'aller acheter ! Ils te répondent simplement que là-bas, c'est moins cher. Madame, ce sont les mêmes médicaments, ce que l'autre soigne là, c'est la même chose que ça soigne. L'autre là c'est cher, mon argent n'arrive pas là-bas, c'est pourquoi je suis allé acheter ça... simplement ! » Agent de santé du secteur public, femme, 37 ans, mariée

Des verbatims de vendeurs de médicaments de rue confirment ce fait et mettent notamment l'accent, sur les opportunités diverses offertes par la crise à des personnes pour s'insérer dans un secteur perçu comme économiquement rentable comparativement à d'autres petits métiers :

« Quand la crise a éclaté, je vendais les condiments au marché, et j'ai une camarade qui vendait médicaments, à cause de la crise elle est rentrée au pays (Guinée) donc elle m'a laissé le reste de ses médicaments là, c'est là j'ai commencé à vendre parce que je gagne plus dedans que dans les condiments donc j'ai arrêté de vendre condiments. Depuis ce temps je vends les médicaments, ça marche. Je suis la femme du propriétaire de la cour, nous on est là ho on ne bouge pas. » Vendeuse de médicaments de rue, détaillante, 27 ans, malinké, mariée

« Je ne suis pas allé à l'école, j'ai fait l'école coranique pendant 5 ans et mon papa m'a fait sortir pour que j'aille apprendre un métier. Donc je suis allé faire la couture, j'ai fait 6 ans quand j'ai commencé à connaitre un peu un peu il y a eu la crise

et je suis allé à Korhogo en début 2003, après le fameux lundi noir et les autres affrontements.

C'est là-bas que ma famille se trouvait. J'y ai fait environ une année et je suis revenu à Bouaké en Octobre 2004. En ce moment (à cette période), les gens avaient à peine de l'argent pour manger (pauvreté) à plus forte raison coudre de nouveaux habits, c'est là que j'ai commencé à vendre les médicaments. » Vendeur de médicaments de rue, grossiste, malinké, 44 ans, marié

La notion de développement du marché de rue sous l'impulsion de la crise renvoie, dans l'entendement des enquêtés, à l'idée de structuration du marché avec des installations fixes dans un espace ; des installations empruntant leurs noms aux officines de pharmacie conventionnelles. Elle fait aussi allusion à la colonisation de toutes les rues y compris celles qui abritent des officines de pharmacie. Elle renvoie également à la résilience du phénomène face aux tentatives de répression voire de suppression, donnant ainsi l'impression que rien n'est fait pour déloger les acteurs du secteur informel. Elle traduit en définitive l'idée d'une progression vers un statut similaire à celui du marché de Roxy-Adjamé (Abidjan), connu pour l'importance du nombre d'acteurs s'y adonnant à la vente de médicaments de rue, mais aussi pour ses capacités de résilience face aux tentatives de fermeture.

« Depuis la guerre, depuis la crise de 2002, ils sont au marché hein, ils sont là. Comme à Adjamé Roxy ils sont installés, ils vendent leurs médicaments, voilà ! Ils mettent pharmacie et ils sont assis dedans. Ils n'ont pas peur, personne ne les chasse ils sont là. Bon, peut-être qu'ils ont des autorisations de l'Etat mais nous on ne sait pas, en tout cas on ne sait pas pourquoi ils sont là. » Pharmacien d'officine, 52 ans, marié

« Au moment de la guerre (période de crise), même devant la pharmacie, des femmes viennent avec des cuvettes ; elles sont assises, elles s'installent devant la pharmacie. » Pharmacien d'officine, 61 ans, marié

La référence à la crise fait allusion à la fermeture de plusieurs officines de pharmacies, créant ainsi une opportunité saisie par des personnes soit pour s'insérer dans l'activité soit pour intensifier leurs activités. Elle indexe aussi le désordre créé par la crise synonyme de dysfonctionnement des structures étatiques de contrôle.

« Les différentes crises qu'on a connues, je prends un exemple simple au niveau des zones CNO (ex zones Centre-nord-Ouest dont faisait partie Bouaké), on a observé que ça s'est vraiment développé les médicaments de rue, parce que les pharmacies n'étaient plus disponibles partout. Les pharmacies étaient fermées mais y a des populations là-bas, y a des populations là-bas, il fallait bien que ces personnes se soignent tout ça, donc c'est toutes ces choses qui ont amené les gens de ces différents sites à s'organiser, et comme ils ne sont pas habilités à vendre des médicaments, dès le moment ils trouvent des circuits pour vendre, ça devient médicament de la rue. » Pharmacien d'officine, 48 ans, marié

« Pratiquement 100% des pharmacies étaient fermées. C'est au fur à mesure que les pharmacies ont commencé à reprendre. Bon, reprendre timidement hein, parce qu'il y avait une pharmacie ouverte, après deux, ainsi de suite voilà jusqu'à ce qu'aujourd'hui on se retrouve à 30. Bon, d'après eux ils ont comblé un vide parce que les pharmacies étaient fermées.

Donc aujourd'hui ils sont là, je ne sais pas pourquoi ils ne vont pas encore, bon ! » Pharmacien d'officine, 42 ans, marié

« Les frontières étaient poreuses, tout le monde faisait ce qu'il voulait faire, il n'y avait même plus de loi, donc ! » Pharmacien d'officine, 52 ans, marié

2. Monographie des espaces de vente des médicaments de rue à Bouaké

Les principaux lieux de vente de médicaments pharmaceutiques de rue à Bouaké sont localisés au sein des différents marchés de la ville : marchés de koko, Dar-es-salam, le grand marché, le marché de Bromakoté, le marché de bois *yiri lôgô* en langue malinké encore appelé le « Roxy de Bouaké », du nom du mythique marché de vente parallèle de médicaments pharmaceutiques d'Abidjan. Dans le cadre de cette recherche, les observations ont été réalisées dans le marché de bois de Bouaké et à Dar-es-Salam. Les données des observations collectées par les enquêteurs sont présentées ci-dessous.

2.1. Les acteurs

Les vendeurs de médicaments qui exercent dans le marché de bois, sont généralement des grossistes adultes de sexe masculin avec une moyenne d'âge de 38 ans. Leur niveau d'instruction varie entre le primaire et le supérieur. Ils ont soit hérité cette activité de leurs parents ou l'exercent pour le compte d'un tiers (par exemple, l'ami à un parent). Dans le « Roxy » de Bouaké, 5 à 6 grossistes tous malinké et musulmans ont été répertoriés. La plupart des clients sont également malinké et analphabètes. Dans les autres marchés, il y a très peu de grossistes et de nombreux détaillants dont plusieurs sont des vendeuses ambulantes. A titre d'exemple, dans le marché de Dar es Salam, il n'y a qu'un seul grossiste, une dizaine de détaillantes ambulantes et 2 vendeurs à la fois demi-grossistes et détaillants. La présence des femmes dans la vente au détail faite de façon ambulante n'est pas forcément liée à la crise militaro-politique. Le petit commerce est en effet une activité courante chez les femmes en Côte d'Ivoire. Les tâches quotidiennes au niveau du ménage, sont souvent couplées avec la pratique de petits commerces. Toutefois, la culture de vente ambulatoire est une particularité des femmes malinké, préférant se déplacer pour trouver les clients sur leurs lieux d'exercice professionnel. Notons sur ce point particulier, que les malinké ou dioula sont connus pour leur dynamisme dans le commerce (Labazée, 1993 ; Dembélé, 2003).

2.2. Typologie des médicaments retrouvés dans le marché de rue

Deux catégories de médicaments pharmaceutiques sont disponibles dans les marchés de rue à Bouaké. Il s'agit d'une part de médicaments provenant des pays limitrophes et de la sous-région ouest-africaine que sont le Ghana, le Nigéria, le Togo, la Guinée, etc. (photo 1).

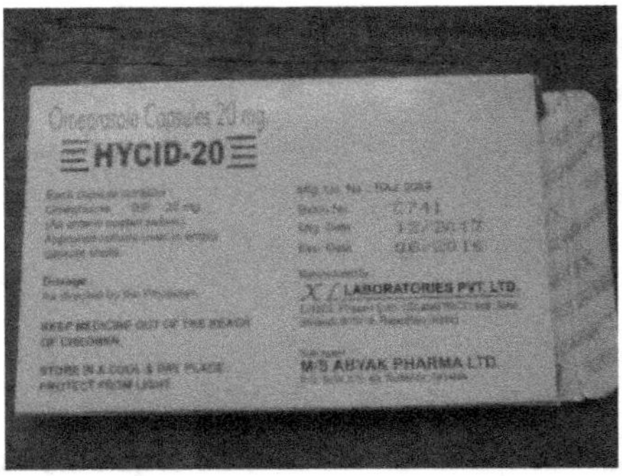

Photo 1: Exemple de médicament provenant de pays limitrophes

> Un médicament antiulcéreux en provenance du Ghana, acheté chez un détaillant au marché de Bouaké. La mention du pays d'origine (Ghana) est bien visible au bas de l'emballage sur le côté droit. La mention du Laboratoire montre que le médicament est produit par une firme pharmaceutique agréée et installée au Ghana. Cliché : Zié A., 28/11/2015

D'autre part, il y a des médicaments pharmaceutiques provenant du circuit interne (circuit pharmaceutique ivoirien). Ces médicaments sont variés et comprennent aussi bien des antibiotiques, que des anti-inflammatoires, des antipaludiques, des antiulcéreux, des antidépresseurs, etc.

Il y a également des médicaments d'origine chinoise vendus dans ces lieux, mais ceux-ci contrairement aux médicaments pharmaceutiques biomédicaux qui sont généralement dissimulés, sont visibles au regard du passant.

2.3. Organisation de la vente des médicaments

Des relations d'échanges, de complémentarité et de partage mutuel entre grossistes de médicaments pharmaceutiques provenant de la sous-région et grossisses de médicaments pharmaceutiques du circuit national interne ont été observées. La collaboration est basée sur un système de référencement des clients en fonction de leurs besoins respectifs, selon que ceux-ci munis d'une ordonnance recherchent des médicaments du circuit pharmaceutique national ou selon qu'ils se présentent sans ordonnance ou à la recherche de médicaments du circuit externe sous-régional. Les enquêteurs ont observé que les clients qui se présentent chez un vendeur de médicaments pharmaceutiques du circuit externe munis d'ordonnance ont été référés vers un autre collègue et inversement (Voir encadré 1). Ce système de référencement et de permutation des produits permet aux vendeurs de consolider les liens et d'écouler facilement leurs médicaments. En plus, ils partagent des informations utiles à l'exercice de leurs activités. Par exemple, en cas de menace de contrôle par les forces de l'ordre, ils communiquent et prennent des précautions :

Aujourd'hui, j'ai rendu visite à DY, vendeur de médicaments de rue. Il est environ 10 h lorsque j'arrive à son magasin. Il est occupé avec des clients, hommes et femmes, venus s'approvisionner en médicaments. Pendant qu'il échange avec eux, j'observe les interactions qui se déroulent autour de moi. Une dizaine de minutes après mon arrivée, un homme dont l'âge avoisine la quarantaine, se présente avec une ordonnance. Ils se saluent en langue malinké d'une façon assez cordiale et intime. Je ne réussis pas à voir ce qui est écrit sur l'ordonnance. Toutefois, je constate que mon ami réfère ce client à son collègue LS, qui lui également est vendeur informel de médicaments. Le magasin de ce dernier est situé à environ 15 à 20 mètres de celui de mon ami. Peu après, dans nos échanges, mon ami m'apprend que le client voulait un médicament de pharmacie. Selon ses propos, son magasin à lui ne vend que des médicaments venus des pays transfrontaliers (Ghana, Libéria). Seul son collègue LS vendrait des médicaments de la pharmacie dans ce marché. C'est pourquoi, poursuit-il, lorsque quelqu'un arrive avec une ordonnance, il le conduit chez LS, qui lui également lui renverrait l'ascenseur en cas de client en quête de médicaments provenant des pays limitrophes.

Encadré 1 : Récit d'enquêteur, Y.T., 24-11-2015

Comme le montre aussi le récit ci-dessous (encadré 2), le déroulement de la vente des médicaments révèle une relation très ouverte entre les vendeurs et leurs clients qui s'appellent par leurs noms, ce qui dénote de la relation de confiance et d'intimité. La plupart des achats se font en langue malinké. Les clients disposent d'une liberté, pouvant se servir eux-mêmes, négocier les prix, s'asseoir ou même se coucher dans le magasin. Les enquêteurs ont noté que les clients n'avaient aucune réserve pour entrer et sortir des magasins, comme dans un restaurant. Leur attitude laisse comprendre que pour eux, cette activité n'a rien d'illégal. Une fois dans le magasin, sans ordonnances, ils se servent ou se font servir. C'est en ressortant du magasin, que des attitudes de dissimulation se révèlent. En effet, les clients soit mettent les médicaments en poche soit les emportent dans un sachet bleu ou noir selon la quantité (photo 2).

W.F. est vendeur de médicaments en provenance de pays limitrophes tels que le Ghana. Pendant que je suis à l'intérieur de son magasin, arrive une cliente d'environ 30 ans. Elle prononce le nom du vendeur et le salue en langue malinké. Il lui répond gentiment, l'air heureux de la revoir. Ils passent quelques secondes à s'enquérir des nouvelles des familles réciproques. Puis, disant amicalement le nom de la dame, il lui demande ce qu'elle veut. Elle lui présente alors une ordonnance médicale.

Encadré 2 : Récit d'enquêteur, O.Z., 10-11-2015

L'ordonnance comporte l'entête d'un centre de santé de la place et le cachet d'un médecin prescripteur. Les médicaments prescrits sont les suivants : Arthemeter 40 mg et Doliprane 200 mg. *« Si ce sont ces médicaments que tu veux, il faut t'asseoir je vais te les apporter tout de suite »*. Il sort, se rend à quelques mètres dans le magasin de H.R., qui ne vend que des produits pharmaceutiques du circuit interne. Il revient cinq minutes après, avec les médicaments et les remet à la dame. Celle-ci, l'air très satisfaite le remercie, paie et se retire.

Suite Encadré 2 : Récit d'enquêteur, O.Z., 10-11-2015

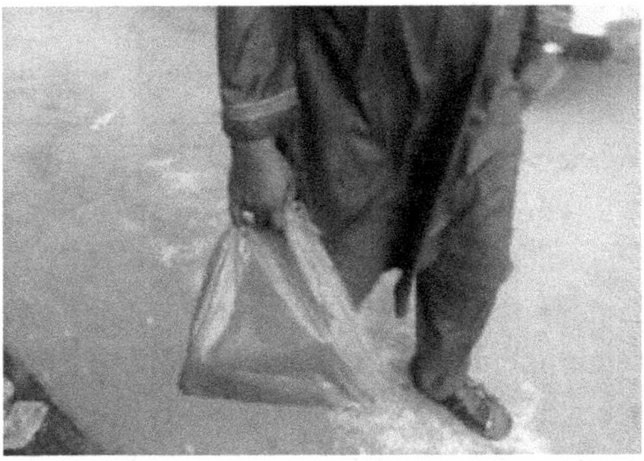

Photo 2 : médicaments dissimulés dans un sachet

Photo montrant un usager d'un magasin de médicaments de rue issus du circuit pharmaceutique interne. Les médicaments ont été dissimulés dans un sachet bleu.

2.4. Exercice du métier de « pharmacien » informel

En dépit de leur niveau scolaire moyen, les gestionnaires de magasins de vente parallèle de médicaments pharmaceutiques décryptent des ordonnances médicales prescrites par des agents de santé ou prescrivent eux-mêmes des médicaments. C'est le cas du responsable grossiste vu sur le marché de Dar es Salam. Les clients viennent avec un ou plusieurs noms de médicaments précis en tête ou lui expliquent leur mal et en fonction des symptômes décrits, il leur propose un médicament. D'autres encore, arrivent avec une ordonnance. Dans ces cas, le gérant procède au décryptage du contenu de l'ordonnance puis sert le client. Concernant sa capacité à déchiffrer l'écriture des médecins, il révèle dans un entretien, qu'il se base sur la routine ou sur un réseau de relations sociales impliquant des amis agents de santé :

> *« Les gens viennent avec des ordonnances même ! On a tellement duré dedans qu'on arrive à lire les ordonnances. Mais pour ce que je n'arrive pas à lire, je fais appel à un ami médecin qui m'aide souvent »* Vendeur grossiste de rue, guinéen, musulman, niveau secondaire, 41 ans, marié.

2.5. Description des magasins de vente de médicaments

Les magasins du marché « Roxy » de Bouaké sont construits à base des mêmes matériaux de tôle et ciment. Il est impossible de reconnaitre l'un de ces magasins à première vue, étant donné qu'ils n'ont pas d'inscription sur leur devanture. Certains d'entre eux proposent des articles comme des matelas, des pagnes ou autres biens de consommation courante tels que le savon liquide, des lotions antiseptiques.

D'autres magasins sont localisés entre deux boutiques de vente d'articles divers (photo 3, photo 4). Nous sommes donc ici en face de stratégies de dissimulation de l'activité de vente de médicaments par les commerçants. Ces stratégies mettent en évidence l'utilisation d'articles autorisés par la loi, comme voile pour des médicaments qui eux, sont interdits dans la rue. Ces pratiques de dissimulation se déroulent également à l'intérieur du magasin, par la création de compartiments. Ici, intervient le lien social comme critère d'accès, car certains compartiments ne sont pas accessibles à tous. Dans le site du marché de bois, les magasins sont subdivisés en deux compartiments. La partie visible, qui s'offre au visiteur n'est qu'une petite partie de la réalité, qui sert de voile. L'arrière magasin est réservé à la vente de médicaments. Il s'agit d'une antichambre difficile à détecter par les yeux étrangers car séparée du premier compartiment par une porte d'une largeur épaisse pouvant atteindre 10 centimètres, dans certains cas. Lorsqu'elle est fermée, cette porte ne laisse pas entrevoir l'existence d'un espace derrière. Dans cette antichambre sont stockés sur des étagères, les médicaments à l'abri des regards, mais dans des conditions de température (chaleur) et de salubrité (sable, murs sales, poussière, etc.) qui ne respectent pas les normes. Un unique brasseur est installé dans chaque magasin. L'accès à cette antichambre est exclusivement réservé aux vendeurs de médicaments du circuit interne (connus du propriétaire), contrairement aux magasins de vente de médicaments de l'autre circuit où on assiste à un va et vient incessant des clients dans l'antichambre.

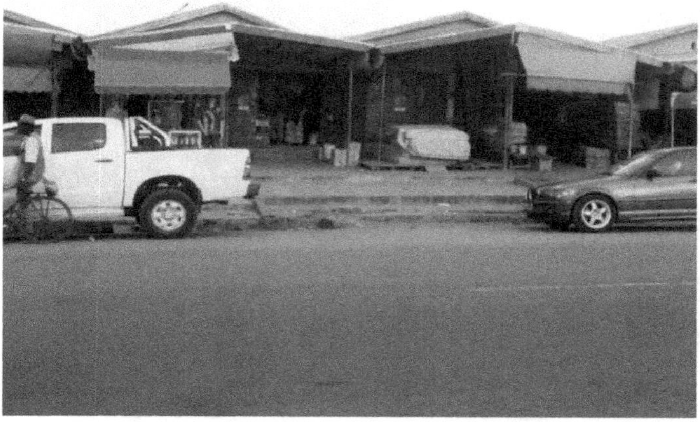

Photo 3 : Magasin dissimulé de vente de médicaments de rue du circuit externe

Marché Roxy de Bouaké, photo mettant difficilement en évidence un magasin de vente de médicaments de rue du circuit externe. Sur l'image, on peut voir ce magasin situé entre les deux véhicules avec en avant, des matelas. Il fait voisinage avec deux autres magasins qui contribuent davantage à sa dissimulation (vente de pagnes, ustensiles de cuisine, vêtements prêts à porter, etc.). Il n'existe aucune inscription informant sur la nature réelle de l'activité de vente de médicaments provenant de pays de la sous-région qui y est menée.

Cliché : Yao K, 30/07/2015

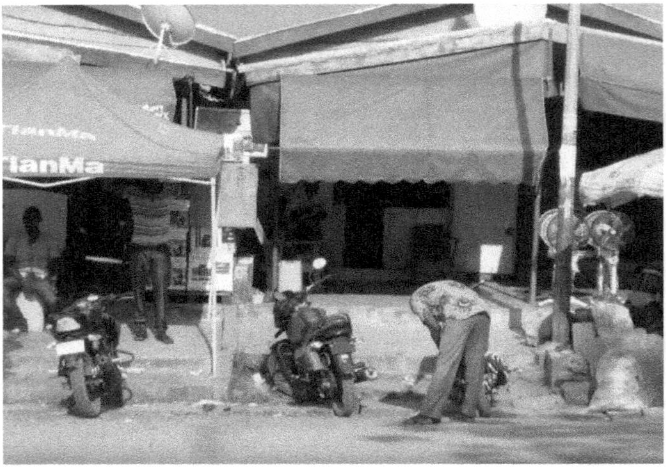

Photo 4 : Magasin dissimulé de vente de médicaments de rue du circuit interne

Marché Roxy de Bouaké, photo montrant un magasin de vente de médicaments de rue issus du circuit pharmaceutique interne. Le magasin en question est celui qui porte la bâche bleue, devant lequel un individu est abaissé. Il n'y a aucune inscription indiquant que ce magasin est un lieu de vente de médicaments. Cliché : Yao K, 30/07/2015

Le filtrage de l'accès à l'antichambre, constitue la différence majeure outre l'origine des médicaments vendus, entre l'organisation des magasins de vente des médicaments du circuit interne et celle du circuit externe. Ces magasins sont très fréquentés par les populations. Les observations effectuées révèlent qu'une vingtaine de clients en moyenne pénètrent dans ces magasins toutes les heures. A titre d'exemple l'observation de l'affluence dans l'un des magasins a permis de décompter 75 clients de 8h00 à 12h00.

Par contre, l'organisation du magasin de grossiste du marché de Dar es Salam est différente. Le vendeur a modernisé l'unité de vente (photo 5). Les médicaments sont exposés sur des étagères comme dans les pharmacies agréées. Le personnel du même niveau scolaire que dans les autres magasins de rue, est plus important (4 à 6 personnes). Le magasin est bien aéré avec un comptoir qui le divise en deux. Des médicaments sont rangés sur les étagères, même si d'autres médicaments sont dans des cartons par terre. Le magasin est propre comparé à ceux des autres sites. Deux brasseurs fixés dans le plafond aident à l'aération. Ce magasin est de loin le plus fréquenté de la ville : 25 à 30 personnes entrant et sortant chaque heure du magasin ont pu être dénombrées. En outre, les emballages donnés aux clients sont similaires à ceux des pharmacies agréées par l'Etat.

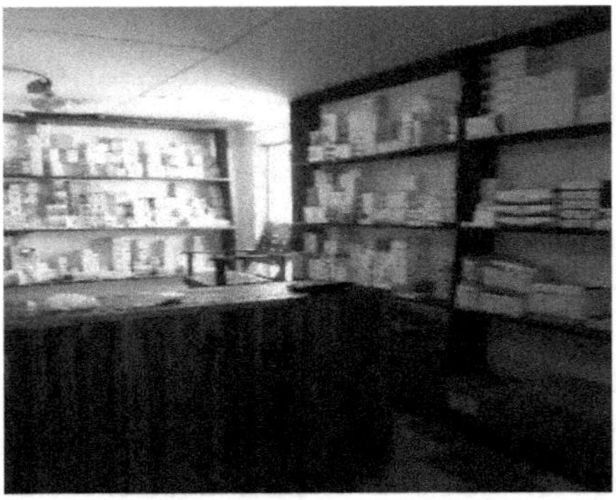

Photo 5 : magasin moderne de vente de médicaments de rue

Image d'un magasin de vente de médicaments de rue du circuit interne (médicaments identiques à ceux des officines de pharmacie de Côte d'Ivoire). L'image montre un comptoir derrière lequel il y a de grandes étagères comportant chacune des médicaments similaires à ceux des officines de pharmacies de la Côte d'Ivoire.

Cliché : Y.C, 15/08/2015

Au sujet du recours des ménages aux médicaments de rue, les données de l'enquête quantitative sur les consommateurs des médicaments de rue révèlent les faits ci-après. Sur l'effectif de 191 individus déclarant avoir déjà vu des médicaments pharmaceutiques vendus dans la rue, 139 soit 72,77% affirment en avoir consommé, contre 27,2% qui disent ne pas le faire (tableau 1).

Tableau 1 : Répartition des enquêtés ayant déjà vu des médicaments de pharmacie vendus dans la rue selon qu'ils en consomment ou non

Réponses	Effectif	Pourcentage
Oui	139	72,77
Non	52	27,23
Total	191	100

72,3% des ménages enquêtés abritent des personnes autres que l'enquêté qui ont recours aux médicaments pharmaceutiques de rue. En revanche, dans 22,5% des ménages il n'y a pas de telles personnes (hormis l'enquêté) (tableau 2). Le questionnaire utilisé lors de l'enquête ne permet pas de savoir quelle catégorie de médicaments est la plus consommée (circuit interne/circuit externe).

Tableau 2 : Répartition des enquêtés ayant déjà vu des médicaments de pharmacie vendus dans la rue selon qu'il y a ou non dans leur ménage des consommateurs de ces médicaments

Réponses	Effectifs	Pourcentages
Oui	138	72,25
Non	43	22,51
Ne sais pas	10	5,24
Total	191	100

Parmi les personnes consommant les médicaments de rue dans les ménages, les adultes (93,5%) et les jeunes (86,2%) apparaissent comme ceux qui ont le plus recours aux médicaments de rue. Toutefois, au regard du tableau 3, toutes les franges de la population sont concernées à de fortes proportions y compris les enfants et les vieillards.

Tableau 3 : Composantes de la population des personnes (autres que l'enquêté) qui ont recours aux médicaments de rue au sein des ménages enquêtés

Réponses	Effectifs	Pourcentages
Enfants	94	68,1
Jeunes	119	86,2
Adultes	129	93,5
Personnes âgées	71	51,4

N.B : n=138 pour chaque item, la possibilité de donner plusieurs réponses ayant été donnée aux enquêtés

3. Stratégies de contournement de la règlementation en vigueur et circuits d'approvisionnement

La réglementation en vigueur dans le pays accorde le monopole de la vente des médicaments aux officines de pharmacie, dont le praticien est détenteur d'un diplôme universitaire de la faculté de pharmacie. L'ouverture de l'officine s'inscrit dans un processus de procédures administratives officielles, au bout duquel une licence d'exercer est accordée par l'Etat ivoirien. C'est cette règlementation qui est contredite par les activités des vendeurs des médicaments de rue.

Au niveau des vendeurs grossistes de médicaments de rue, les enquêtes ont révélé l'existence d'une association (créée moins d'un an avant le démarrage de cette recherche) qui aurait pour objectif de faciliter le travail des grossistes. Cette structure est en relation avec les forces de sécurité à travers son premier responsable. Ces relations font que les agents de sécurité, permettent aux vendeurs d'exercer et de négocier l'amende à payer (en cas de saisie des médicaments d'un grossiste par les forces de sécurité) en vue d'une éventuelle rétrocession de la marchandise au vendeur. Certains vendeurs déclarent clairement user de leurs relations avec des agents des forces de l'ordre.

> *« C'est ce que je disais là, on a des amis douaniers, policiers qui nous aident beaucoup, c'est grâce à eux que je n'ai pas de problèmes »*
> Vendeur de rue, grossiste, malinké, musulman, 36 ans, marié

Ceci montre comment l'ordre social est socialement construit, négocié, au sein d'interactions entre les individus. Les interactions vendeurs-agents de forces de l'ordre semblent ainsi contredire la rigidité du cadre règlementaire répressif (Strauss, 1992).

Lors de la crise de 2002, les détaillants, ont rapporté qu'ils s'acquittaient d'un droit dont le montant n'a pas pu être déterminé. En retour, un ticket pour servir et valoir ce que de droit leur était délivré. Depuis le retour de l'administration publique, avec la réglementation en vigueur, ils dissimulent les médicaments en dessous d'autres marchandises et diversifient les lieux de stockage.

Selon les personnes enquêtées, les médicaments pharmaceutiques issus du circuit interne sont transportés depuis Abidjan vers Bouaké, sous forme de colis à travers les compagnies de transport routier. S'agissant du circuit externe, les grossistes donnent des pots de vins aux agents de sécurité ; douanes, gendarmes aux frontières pour rentrer jusqu'à Bouaké avec les médicaments.

Deux circuits d'approvisionnement sont mis en exergue par les pharmaciens d'officine, à savoir : le circuit externe et le circuit interne. Au niveau du circuit externe qui est à l'échelle internationale, ils affirment que les médicaments de rue proviennent des pays limitrophes à savoir la Guinée, le Ghana, le Libéria, le Mali ou de pays lointains (Asie notamment), par bateaux ou par avion. Au niveau interne, les pharmaciens de santé publique estiment que tous les acteurs qui manipulent les médicaments pharmaceutiques sont de possibles sources d'approvisionnement. Qu'il s'agisse d'ONGs de santé, de délégués médicaux, de pharmaciens grossistes agréés comme de pharmaciens privés ou d'agents de santé du secteur public.

Les fournisseurs (pharmaciens grossistes) vont dans ce même sens, même s'ils ont tendance à attirer beaucoup plus l'attention sur les pharmaciens d'officine. Les agents de santé enquêtés déclarent que les personnes généralement indexées sont les délégués médicaux, qui dans le but de maximiser leurs revenus approvisionneraient les vendeurs de médicaments de rue, ces derniers étant capables de les écouler plus rapidement que les officines. Les vendeurs eux-mêmes évoquent le marché de Roxy-Adjamé à partir duquel des médicaments pharmaceutiques du circuit interne leur sont convoyés via les véhicules de transport en commun.

> *« Moi je vends presque toutes les sortes de médicaments hein, pour le Ghana là moi-même je vais chercher souvent, ou bien je fais partir l'argent et puis ça vient, maintenant pour les chinois là on nous livre ça au magasin ici. Mais pour la pharmacie là il y a plusieurs personnes qui nous livrent, je travaille avec (nom de firme grossiste répartiteur), des médecins chef d'hôpitaux et aussi des infirmiers qui me livrent selon ce qu'ils ont. En tout cas il n'y a pas de problème puisque c'est de sorte que tout le*

monde y gagne. » Vendeur de rue, grossiste, malinké, musulman, 41 ans, marié

Par ailleurs, un vendeur déclare greffer ses commandes sur celles effectuées par une pharmacie privée, auprès des grossistes répartiteurs. La loi 2015-533 du 20 juillet 2015 relative à l'exercice de la pharmacie, en son chapitre II, institue le monopole pharmaceutique quant à la vente des médicaments. Elle énumère notamment parmi les activités réservées au pharmacien, i) la préparation, l'importation et l'exportation des médicaments destinés à l'usage de la médecine humaine et animale, ii) la vente en gros (grossiste répartiteur), la vente au détail et toute dispensation au public (officines de pharmacie avec comme responsable une personne titulaire d'un doctorat en pharmacie). Au regard de la loi, aucun vendeur de rue ne peut donc s'approvisionner auprès d'un pharmacien grossiste répartiteur, ce qui peut expliquer que ce vendeur s'adonne à un bricolage en greffant sa commande sur celle de l'officine de pharmacie agréée, profitant sans doute de liens singuliers l'unissant au pharmacien.

4. Facteurs explicatifs du recours des populations aux médicaments de rue et de la persistance de la vente

Dans cette section, sont mobilisées à la fois les données qualitatives et quantitatives.

Parmi les raisons évoquées par les 139 consommateurs de l'échantillon de l'étude quantitative, pour justifier leur recours, on a comme principaux arguments le coût des médicaments de rue perçu comme faible comparativement à celui des médicaments des officines agréées (61,2%) et le facile accès géographique aux vendeurs de rue (51,8%) (tableau 4).

Tableau 4 : Répartition des enquêtés ayant déjà eu recours à des médicaments de pharmacie vendus dans la rue selon leurs motifs évoqués

Réponses	Effectif	%
Vente en détail	20	14,4
Facile accès géographique	72	51,8
Efficacité	25	18,0
Médicaments idem à la pharmacie	17	12,2
Moins chers	85	61,2
Possibilité de négocier le prix	4	2,9
A la recherche de médicaments non vendus en pharmacie	1	0,7
Autres	6	4,3

N.B : n=139 pour chaque item, la possibilité de donner plusieurs réponses ayant été donnée aux enquêtés

Ces résultats mettant l'accent sur le coût réduit des médicaments de rue et l'accessibilité géographique de ceux-ci, semblent confirmés par les données qualitatives. En effet, selon les propos des pharmaciens grossistes (fournisseurs), trois facteurs sont à la base de la persistance de la vente des médicaments de rue. D'abord, l'absence de taxe sur les médicaments ferait de cette activité l'objet d'une forte convoitise car génératrice de capitaux importants.

Les pharmaciens grossistes et d'officine interviewés indexent d'abord la crise sociopolitique de 2002 qui aurait conduit les populations à se tourner davantage vers les médicaments de rue. Ils rapportent également que cette activité est devenue la principale source de revenus de plusieurs commerçants. Cette situation aurait été favorisée par la fermeture de la plupart des pharmacies à Bouaké lors de la crise. En outre, il faut souligner, selon ces acteurs, que la crise a eu un impact négatif sur les populations. De leur point de vue, la paupérisation limite les populations dans l'accès aux soins de qualité ce qui les amène à recourir aux médicaments de la rue. Par ailleurs, l'ignorance et le faible niveau d'instruction des populations ne les conduiraient pas à percevoir les dangers liés à la consommation des médicaments de rue. De plus, ces médicaments de rue étant de moindre coût, les populations pauvres préfèreraient se soigner dans la rue plutôt que de se rendre dans les centres de santé pour se faire délivrer des ordonnances.

Voici ci-après quelques verbatims relatifs à ces idées :

> « *On a observé que ça s'est vraiment développé dans la région de Bouaké pendant la crise, les médicaments de rue. Parce que les pharmacies n'étaient plus disponibles partout. Quand on prend Béoumi les pharmacies étaient fermées, à Sakassou les pharmacies étaient fermées, Bouaké ville on n'en parle pas. Mais y a des populations là-bas, y a des populations là-bas ! Il fallait bien que ces personnes se soignent, donc ce sont toutes ces choses qui ont amené les gens à s'organiser pour pouvoir avoir accès aux médicaments, et comme ils ne sont pas habilités à les vendre dès le moment ils trouvent des circuits pour vendre, ça devient médicament de la rue.* » Pharmacien grossiste, 47 ans, marié

> « *Comme je disais c'est aussi lié à la guerre. La population s'est sentie appauvrie et puis les gens se disent, la première chose est de faire du commerce, que tout le monde est commerçant, un commerce florissant on ne se tue pas trop (pas trop d'effort), et puis on a des bénéfices.* » Pharmacien d'officine, 52 ans, marié

> « *Bon, il y a que la population n'est pas très instruite et n'est pas vraiment informée des*

méfaits de ces médicaments et de deux, il y a cette mentalité africaine qui fait qu'ils ont peur même d'aller à l'hôpital se faire prescrire une ordonnance et de venir payer dans une pharmacie. Parce que les gens pensent se soigner moins cher en achetant les médicaments qui sont dans les rues. Ils vont venir et on va leur présenter une boîte de paracétamol qui fait peut-être 2000 frs et il y a une plaquette qui fait 200 frs. Il va préférer prendre une plaquette qui coûte 100 frs dans la rue et gagner 100 frs. » Pharmacien d'officine, 43 ans, marié

Bien que les pharmaciens d'officine mentionnent la pauvreté des populations, ils remettent en doute la réalité du faible coût des médicaments de la rue. Selon eux, des stratégies seraient utilisées par les vendeurs pour faire croire aux populations que leurs médicaments sont moins chers. Le propos ci-après d'un fournisseur (pharmacien grossiste), semble rejoindre le point de vue des pharmaciens d'officine :

« Le client vient il dit bon j'ai un circuit, comme on a un produit phare le Rivotril, je ne sais pas si vous connaissez le Rivotril ? Le Rivotril c'est un anti dépresseur, c'est un médicament que les transporteurs en général, c'est pas toujours seulement eux, qu'ils utilisent pour se maintenir éveillés, éloigner le stress, l'anxiété, et tout juste pour travailler, et donc ce médicament il ne se vend pas cher, heureusement c'est un médicament qui, le Rivotril se vend, nous on le vend en pharmacie à 1322 frs CFA, les pharmaciens le vendent à 1997 voire 2000 Frs, c' est une boite de 40 comprimés, mais on vend sur le marché un comprimé à cinq milles. Sur le marché de la rue, il se vend un comprimé à cinq milles, donc si on fait cinq mille multiplié par quarante, ça fait deux cent pour une boite, deux cent mille franc pour une boite de Rivotril, c'est pourquoi tous les

grossistes vendent au maximum quarante, chez nous on vend quarante boites par officine par mois pas au-delà. Quand le client vient te voir il dit je veux deux cents boîtes de Rivotril, y a un souci, je veux dire ça c'est médicaments qu'on utilise en psychiatrie en général, il y a combien de fous sur Bouaké pour que [...] Mais qu'est-ce qu'ils font (les vendeurs de rue) c'est la contre publicité, ils vont te dire ah la boîte coûte mille francs là-bas c'est trop cher il va te vendre le comprimé à 200 francs parce que toi tu prends juste un comprimé en disant que moi j'ai mal à la tête pourquoi aller payer une boite de 16 comprimés, je vais pas utiliser, donc je vais prendre un comprimé je prends et je suis guéri. »
Pharmacien grossiste, 47 ans, marié

Les agents de santé évoquent les prix abordables des médicaments de rue comparativement à ceux de la pharmacie. Ils soulignent, dans les perceptions des populations, l'absence de distinction entre les médicaments de rue et les médicaments de la pharmacie qui auraient la même efficacité or les médicaments pharmaceutiques de rue ont l'avantage d'être moins chers.

Les vendeurs des médicaments de la rue eux-mêmes, évoquent la coopération avec des agents de sécurité et la rentabilité économique de ce commerce. Cette rentabilité est décrite comme ayant des effets bénéfiques impressionnants sur le quotidien du vendeur et de ses proches, allant de la couverture des besoins de subsistance et vestimentaires à la scolarisation des enfants, la construction d'habitations, etc. :

« On sait que c'est interdit mais si j'arrête je vais faire quoi ? On est devenu dur, on connait presque tout le monde, en Côte-d'Ivoire ici c'est l'argent qui parle, les policiers-là on se connait même les douaniers, si tu as l'argent seulement y

a rien, donc il y a d'autres qui nous informent au cas où il y a contrôle fort fort sur la route, donc si on t'informe là si tu as de la marchandise qui doit passer tu laisses tomber ce jour, tu attends que le contrôle s'arrête quoi, donc tu vois c'est un réseau quoi tu vois non, on s'informe entre nous, et puis c'est l'argent qui parle si jamais on t'attrape si tu payes on te laisse passer.

Une fois ils ont bloqué ma marchandise donc mon ami douanier est allé négocier, et on a donné 200 mille francs et ils ont laissé passer la marchandise, donc tu vois que l'argent fait tout [...] Les médicaments c'est devenu toute ma vie ho, j'ai construit dedans, j'ai fait partir mon père et ses femmes à la Mecque, mes frères je leur ai donné de l'argent pour investir et ils gagnent bien leur vie, donc tu vois non, c'est dedans nous tous on mange, tu vois mes petits là je les payes par mois, tout cela je fais mais je gagne pour moi, je suis à l'aise, je fais ce que je veux quoi ce commerce m'a fait gagner beaucoup il faut le reconnaitre. » Vendeur de médicaments de la rue, grossiste, malinké, musulman, niveau 6ème, 47 ans.

« C'est ça que je fais pour m'habiller, pour m'occuper des enfants, payer leur école. » vendeuse de rue, détaillante, malinké, musulmane, 37 ans, célibataire.

« Ce commerce nourrit son homme, parce que c'est avec ça que la vieille (maman) a payé notre scolarité et aujourd'hui, elle fait autres choses comme la vente de pièces détachées et les matelas. Elle nous laisse gérer le magasin de médicaments. » Vendeur semi-grossiste, malinké, musulman, 35 ans, marié.

S'agissant de l'opinion des populations utilisatrices de médicaments de rue elles-mêmes, des échanges effectués, il ressort une grande satisfaction de ces personnes à fréquenter ce lieu. La plupart évoque le prix des médicaments. Les opinions établissent un lien entre la situation de conjoncture économique difficile des familles et les facilités offertes par le vendeur de rue. La vente au détail, est mentionnée et très appréciée :

> *« Le prix des médicaments en pharmacie est différent de ceux de chez K. C'est moins cher qu'en pharmacie, en plus de cela avec lui si on n'a pas l'argent pour acheter la totalité du traitement on peut payer une plaquette. »* Usager de médicaments de rue, femme, malinké, musulmane, 28 ans, niveau secondaire, célibataire.
>
> *« Moi je suis menuisier et je donne 1000 frs à ma femme comme argent de popote chaque jour normalement. Mais il arrive des jours où je ne gagne même pas les 1000 franc pour donner. Si je ne peux pas donner pour qu'on mange ce n'est pas pour payer médicament que je vais avoir, donc on se soulage avec les médicaments de 200 frs chez K. et ça passe !*
>
> *Par exemple si le médicament fait une plaquette de 10 comprimés et qu'il coûte 1000 francs pourtant moi j'ai 500 sur moi, je ne peux donc pas acheter mon médicament, mais lui il peut te donner la moitié du médicament. Puisque tu te sens mal et que ce n'est pas le même jour que tu dois finir la plaquette, donc tu prends la moitié tu commences à avaler maintenant tu cherches l'argent pour aller payer le reste le lendemain et tu prends le reste, tu vois non ? C'est plus facile alors que si c'était en pharmacie que j'étais parti, j'allais retourner sans médicament et mon mal allait devenir plus grave, K. nous sauve dêh !*

Donc comme vous êtes des élèves là, dites à vos maitres là ils n'ont qu'à laisser affaire de trafic de médicament sinon beaucoup de personnes vont mourir hein ! Chez lui avec 200 franc tu es soulagé, est-ce qu' à la pharmacie il y a médicament de maux de dent pour 200 ? Mais voilà ça dans ma main, j'ai payé (le médicament est nommé *Gebedole*, son emballage est bleu et blanc) » Usager de médicaments de rue, homme, malinké, musulman, non scolarisé, 40 ans, marié.

Ces clients se sentent en outre culturellement plus proches du vendeur, ce qui les motiverait à s'exprimer librement et facilement (langue vernaculaire malinké). Une cliente le dit en ces termes en langue malinké :

> « *Ni hum sela Koro feyi m'me dioula kan le fo ka ssoro pharmacie là à le français kan baba ni ne te sse ho* », ce qui signifie en français « *quand j'arrive chez K. je m'exprime en dioula alors qu'en pharmacie je suis obligée de parler français pourtant les mots compliqués en français je n'arrive pas à les prononcer* » Usager de médicaments de rue, femme, malinké, musulmane, non scolarisée, 34 ans, mariée

De plus, ce rapprochement culturel crée un cadre familial, qui ôterait tout complexe et permettrait une libre expression des maux dont ils souffrent. Par ailleurs, il y a le fait que le vendeur de médicament de rue cumule à la fois le rôle de « pharmacien » et celui de « soignant ». En effet, en plus de vendre des médicaments, celui-ci procède à des consultations gratuites. Les propos ci-après d'une cliente donnent des précisions sur ce fait.

> « *Quand un de mes enfants est malade, je vais directement avec l'enfant chez K. Et quand il l'examine, il lui propose un médicament qui arrive à soulager l'enfant. Donc au lieu de payer*

double en allant dans un centre de santé où on paie quelque chose (frais de consultation) et ensuite venir payer le médicament, je préfère payer seulement les médicaments tout en sachant gratuitement (diagnostic) de quoi soufre mon enfant. » Usager de médicaments de rue, femme, malinké, musulmane, niveau primaire, 24 ans, mariée.

******

Dans le contexte particulier de la ville de Bouaké, où la crise militaro-politique et son corolaire de désorganisation du système de santé sont mis en cause, par divers acteurs sociaux du monde du médicament, un examen de l'apport de la théorie de l'anomie à la compréhension du phénomène s'impose.

Au regard des résultats de l'étude, trois aspects du concept de l'anomie peuvent être soulignés. L'anomie due à des transformations économiques rapides de la société, qui bouleversent les règles en vigueur (Montoussé & Renouard, 1997). C'est le cas de la ville de Bouaké. L'argument de la crise socio-politique de 2002 et ses transformations induites dans la vie des populations, fait l'unanimité chez une bonne partie des acteurs rencontrés au cours de la présente étude. La situation d'anomie née de ce contexte de crise, se caractérise non seulement par le non-respect de la réglementation de vente des médicaments qui donne un monopole aux pharmaciens, mais également par une expansion du nombre de personnes s'adonnant à ce commerce. Ceci nous amène au deuxième aspect ; le fait que l'anomie résulte d'une société qui propose à ses membres certaines fins sans leur donner les moyens de les réaliser (Merton, 1938). Une frange importante de la population ivoirienne vit en dessous du seuil de pauvreté. De réelles difficultés d'insertion économique de ces populations existent. Les données issues de l'enquête menée par l'Institut National de la Statistique sur le niveau de vie des ménages en Côte d'Ivoire, révélaient un taux de pauvreté très élevé, de l'ordre de 51% en 2011. Ce taux est passé à 46% en 2015, 39, 4% en 2019 et est estimé actuellement à 37,5%.

La tendance est présentement à la baisse par rapport à la période de crise caractérisant le moment de réalisation de cette recherche, mais demeure toujours élevé. D'où le développement du secteur informel, fonctionnant comme une porte ouverte aux activités économiques illicites. Des activités qui garantissent le profit maximum et qui peuvent aider l'individu à réunir les moyens d'atteindre les fins fixées par la société aux citoyens : le travail, la satisfaction des besoins vitaux de la famille (nourriture, scolarisation des enfants, etc.). Le troisième aspect du concept d'anomie révélé par les résultats de l'étude, est l'organisation de la société de sorte qu'elle apparaisse incapable de faire respecter aux individus les règles établies (Boudon, non daté). Ce que plusieurs acteurs caractérisent de laxisme de l'Etat invite à s'interroger sur la complexité du phénomène. La coopération de certains agents des forces de sécurité avec les vendeurs informels de médicaments (*cf.* entretien vendeur), résonne comme une légitimation des médicaments de rue par des acteurs républicains. Elle montre un enchevêtrement des différents aspects du concept d'anomie : la quête du profit semble s'être exacerbée dans un contexte post crise, touchant toutes les couches de la société gagnées par une faiblesse du pouvoir d'achat. La pauvreté déjà décriée avant l'avènement de la crise de 2002, empêchait des individus d'accéder au minimum vital ou à satisfaire les besoins vitaux de leur famille. Au lieu que la répression s'impose aux individus qui ne respectent pas la réglementation, au contraire, c'est l'illégal qui dompte et rend inactif le système répressif, permettant ainsi aux vendeurs de rue de mieux s'organiser (syndicat) pour défendre leur corporation, affirmer sa légitimité et conquérir sa légalisation.

Cette analyse sous l'angle de la théorie de l'anomie mérite d'être confrontée aux travaux d'auteurs qui se sont intéressés à l'étude du marché informel des médicaments.

C'est le cas de Desclaux & Egrot (2015) qui évoquent le marché parallèle de médicaments en faisant référence aux « marges de la pharmaceuticalisation ». Ils traduisent ce concept par le développement du marché de médicaments en dehors de la norme. Se référant à Gauthier (1994), ces auteurs soulignent que le rapport de la marge à la norme ou au courant dominant ne doit pas forcément être vu comme antagonique, conflictuel ou ambivalent. Ils soutiennent que la marge donne parfois lieu à une expérimentation qui sera plus tard vue comme une innovation. Le rapport de la marge avec la norme est ainsi placé dans un schéma dynamique, dans lequel la marge donnerait d'abord sens à la norme, avant de contribuer ensuite à sa recomposition. C'est effectivement ce qui semble s'opérer dans la ville de Bouaké, quand les données de ma recherche montrent les capacités du secteur informel non seulement à s'organiser avec des magasins modernes aux allures d'officines de pharmacie, mais surtout à attirer un grand nombre de clients grâce au principe de la vente au détail.

Bien avant, Baxerres & Le Hersran (2006) se sont intéressés au fonctionnement de ce type de marché parallèle, pour comprendre les fonctions qu'il remplit, surtout dans des contrées (notamment rurales) où l'accès aux médicaments du circuit officiel de distribution est rendu difficile. Avec un titre évocateur (les atouts d'une offre de soins populaires), ces auteurs montrent que le marché parallèle de médicaments n'est pas aussi négatif que la norme le fait paraître.

Ils décrivent une offre de soins populaires caractérisée par une organisation, qui optimise l'accès aux médicaments et est en adéquation avec le mode de vie des populations.

Dans ce même sens, Palé &Ladner (2006), s'intéressant eux aux médicaments de rue au Burkina Faso, décrivent le marché parallèle comme présentant des atouts aux yeux des populations. Hormis l'accessibilité financière et géographique des médicaments de rue, les auteurs mentionnent les relations de « confiance » et de « confidence » qui se tissent entre vendeurs et consommateurs autour des médicaments de rue, ne serait-ce que par la mise en exergue d'une « compétence sociale de la collectivité » consistant à nommer autrement les médicaments, à substituer ces nouveaux noms à ceux du circuit officiel de distribution, dans les échanges entre vendeurs de rue et consommateurs. Ces analyses riment bien avec le contenu des données que j'ai exposées, relatives aux usagers des médicaments de rue. Le climat de « confiance » et de « confidence » est mis en évidence par les données de la présente étude. La recherche a mis en exergue un sentiment de rapprochement culturel entre vendeurs et clients, dû à l'usage commun d'une langue du terroir (le malinké ou dioula). Outre la confiance qui peut naitre de ce rapprochement culturel, mes données mettent davantage l'accent sur la facilité de la communication ; le fait de décoder aisément ce que dit l'interlocuteur.

Les causes de la forte demande en médicaments de rue, mentionnées dans la littérature sont variables, et se recoupent avec les résultats de la présente étude. Pour Haxaire (2003) et Yoman (2008), cette situation est liée à des facteurs économiques.

En effet, à l'issue des consultations dans les centres de santé, des médicaments relativement coûteux sont prescrits. Les populations sont habituées à recourir aux médicaments du circuit parallèle de la rue, relativement moins chers. Selon Lawan (2010), les médicaments sont perçus par certaines personnes comme des antidotes les mieux adaptés en ces moments particulièrement difficiles pour les ménages à faible revenu, grosse clientèle de ce commerce. Pour ces derniers, se rendre à une pharmacie demeure encore un luxe. Kpami (2008) révèle la possibilité d'acheter ces médicaments sans ordonnance, sans payer des frais de consultation ; ainsi que la proximité des points de vente qui évite de parcourir une grande distance pour se rendre au centre de santé ou à la pharmacie, mais aussi le fait que ces médicaments de la rue améliorent rapidement la santé. Langlet (2006) relève aussi que les systèmes de réglementation et de contrôle de la qualité pour permettre à des médicaments d'être mis sur le marché légal sont caractérisés par un déficit en infrastructures, et doivent faire face à un véritable défi de formation des agents et de ressources matérielles. Par ailleurs, les outils de police et douanes ne permettent pas d'agir efficacement pour réprimer les trafiquants et nécessitent un renforcement de leurs capacités, ainsi que des textes législatifs qui régissent leur intervention. De plus, les banlieues des grandes villes et les campagnes sont à l'écart du circuit de distribution officiel des médicaments. A part quelques centres de santé, dont l'éloignement décourage parfois les populations, peu de dépôts pharmaceutiques sont localisés dans les banlieues. Baxerres et Le Hesran (2006), mettent en exergue des avantages économiques, culturels et sociaux ressentis par les populations.

Il y a un rapprochement culturel entre vendeurs de médicaments de rue et les populations et une distribution de proximité. Les auteurs parlent de fonctionnement parfaitement adapté du marché illicite de médicaments au mode de vie des populations (langue, vente au détail, vente à crédit, etc.). Toute chose qui rejoint les résultats de la présente étude dans laquelle tous les acteurs (pharmaciens, agents de santé, usagers de médicaments de rue) évoquent l'attractivité du marché de rue due à la vente au détail. Sans omettre l'avantage social relevé par les enquêtés dans nos sites d'étude, relatif au cumul des fonctions de « soignant » et de « pharmacien » par le vendeur de rue, ce qui permet d'économiser non seulement du temps, mais aussi des ressources financières.

Analysant la question de la construction sociale de la contrefaçon pharmaceutique, Baxerres (2013 ; 2015) révèle le développement du marché informel de médicaments au Bénin, comme étant à l'opposé de ce que les discours officiels déclarent. Ce marché, alimenté par des pays ouest africains ayant leurs propres réglementations en matière d'enregistrement de produits pharmaceutiques, bien qu'informel, est loin de proposer des produits de contrefaçon. Il s'agit plutôt de produits commercialisés dans un pays où ils ne sont pas officiellement enregistrés (Baxerres, 2015). Des médicaments provenant notamment de pays anglophones où ils sont reconnus et rangés dans le registre du 'formel', migrent vers un pays francophone dans lequel la règlementation en vigueur peut les considérer comme 'informels ». Ce qui pousse Baxerres & Simon (2013) à dire que ce qu'un pays considère comme formel ne l'est pas forcément dans les autres.

Par ailleurs, dans ce marché, se trouvent également bien présents des médicaments pharmaceutiques du circuit officiel de distribution. Cette situation que décrit Baxerres, semble similaire à celle que révèlent les résultats de notre recherche. En effet, comme l'illustre bien la photo n°1, les médicaments du circuit externe provenant des pays anglophones tel que le Ghana, sont proposés par des firmes pharmaceutiques homologuées dans ce pays d'origine, mais non reconnus en Côte d'Ivoire. Ils sont donc rangés dans la catégorie de médicaments de rue, parce que migrant vers un pays francophone où la règlementation en vigueur les considère comme « informels ». Cette analyse sonne comme une invite à relativiser les discours officiels sur ce qui est appelé 'contrefait' ou même ''informel''.

Références bibliographiques

Baxerres, C. (2014). Faux médicaments, de quoi parle-t-on ? Contrefaçons, marché informel, qualité des médicaments… Réflexions à partir d'une étude anthropologique conduite au Bénin. *Bull. Soc. Pathol. Exot.*, *107*(2), 121-126. https://doi.org/10.1007/s13149-014-0354-9

Baxerres, C. (2015). Contrefaçon pharmaceutique : La construction sociale d'un problème de santé publique. In A. Desclaux & M. Egrot (Éds.), *Anthropologie du médicament au Sud : La pharmaceuticalisation à ses marges* (129-146). L'Harmattan.

Baxerres, C., & Le Hesran, J.-Y. (2006). Le marché parallèle du médicament en milieu rural au Sénégal : Les atouts d'une offre de soins populaire (Note de recherche). *Anthropologie et Sociétés*, *30*(3), 219-230. https://doi.org/10.7202/014935ar

Baxerres, C., & Simon, E. (2012). Regards croisés sur l'augmentation et la diversification de l'offre médicamenteuse dans les Suds. *Autrepart*, *63*(4), 3-29. https://doi.org/10.3917/autr.063.0003

Boudon, R. (s. d.). « Anomie ». Consulté le 22 juillet 2015, à l'adresse http://www.universalis.fr/encyclopedie/anomie/

Dembele, O. (2003). Côte d'Ivoire : La fracture communautaire. *Politique africaine*, *89*(1), 34-48. https://doi.org/10.3917/polaf.089.0034

Desclaux, A., & Egrot, M. (2015). Le médicament diffusé au Sud : Contextes, formes culturelles et effets sociaux observés depuis les marges : introduction. In A. Desclaux

& M. Egrot (Éds.), *Anthropologie du médicament au Sud : La pharmaceuticalisation à ses marges* (9-44). L'Harmattan.

Haxaire, C. (2003). « Toupaille », kits MST et remèdes du « mal d'enfants » chez les Gouro de Zuénoula (Côte-d'Ivoire).
Anthropologie et Sociétés, *27*(2), 77-95. https://doi.org/10.7202/007447ar

Kpami F. (2008). Etat des lieux au Togo : Moins cher mais dangereux. *Morija*, N° 245. Consulté le 10 octobre 2014.

Labazée, P. (1993). Les échanges entre le Mali, le Burkina Faso et le nord de la Côte d'Ivoire. In E. Grégoire & P. Labazée (Éds.), *Grands commerçants d'Afrique de l'Ouest : Logiques et pratiques d'un groupe d'hommes d'affaires contemporain* (125-174). Karthala, ORSTOM.

Langlet, M. (2006). Médicaments hors contrôle : Un marché aux contours flous. *Le journal du Sida* (191), 13-15.

Lawan M. (2010). Expansion du marché parallèle de médicaments de la rue : comment arrêter ce fléau ? *Ader Echo,* Consulté le 11 novembre 2015.

Merton, R. K. (1938). Social Structure and Anomie. *American*
Sociological Review, *3*(5), 672-682. https://doi.org/10.2307/2084686

Pale, A., et Ladner, J. (2006). Le médicament de la rue au Burkina Faso : Du nom local aux relations sociales et aux effets thérapeutiques racontés. *Cahiers d'études et de recherches francophones / Santé*, *16*(2), 113-117. https://doi.org/10.1684/san.2006.0010

Strauss, A. (1992). La trame de la négociation. *Sociologie qualitative et interactionnisme*, *10*(4), 154-157.

Yoman, N. (2008). Comment se soigne-t-on aujourd'hui en Côte d'Ivoire ? *Les Vendredis du CERAP*. Consulté le 16 mars 2015, à l'adresse http://www.who.int

Chapitre 2
La construction sociale d'un « embargo sur les médicaments » en Côte d'Ivoire en période de crise post-électorale

Ce chapitre retrace le processus de la construction sociale d'un embargo sur les médicaments en Côte d'Ivoire, qui s'est opérée à l'occasion de l'embargo de l'UE sur les ports Ivoiriens pendant la crise post-électorale de 2010-2011. Puis, il passe en revue ses effets perçus sur le système de santé et sur la santé des populations, avant d'examiner la résilience du système de santé et des ménages.

1. Le processus de construction sociale de l'embargo sur les médicaments

L'embargo frappant les ports de la Côte d'Ivoire dès janvier 2011 a été fortement médiatisé. Cette médiatisation était due au contexte de belligérance entre M. Gbagbo luttant pour défendre une « légalité » conférée par un Conseil constitutionnel étiqueté comme lui étant acquis, et M. Ouattara, légitimé par une validation internationale des résultats du deuxième tour des élections, proclamés dans des conditions auxquelles il était reproché (par ses adversaires) un caractère confus. Cet antagonisme avait donné lieu à un bicéphalisme au niveau de la gestion du pouvoir d'Etat en Côte d'Ivoire ; une situation inédite dans l'histoire du pays.

Le processus de construction sociale de l'embargo sur les médicaments est le fait d'acteurs divers, mais l'initiative vient des mondes professionnel et universitaire du domaine de la santé, ainsi que du Ministère de tutelle.

Invité de RFI le 28 février 2011, le président de l'Ordre des pharmaciens de Côte d'Ivoire a mentionné un détournement vers le Sénégal et le retardement de la livraison de la dernière cargaison de médicaments, en provenance des pays de l'UE à destination des ports ivoiriens. Il précise que ceci est un effet de l'embargo maritime, et que cette situation constitue une menace pour assurer la couverture des populations en médicaments d'ici un à deux mois.

Le 03 mars 2011, des professionnels de la santé conduits par le Syndicat national des cadres de la santé de Côte d'Ivoire (SYNACACI) et des étudiants membres du Syndicat national des étudiants en sciences de la santé (SYNESS), organisèrent un sit-in devant le siège de l'OMS à Abidjan. Leur objectif était clairement de dénoncer l'embargo sur les produits pharmaceutiques. Les propos ci-après sont rapportés comme écriteaux figurant sur les pancartes de ces manifestants : *« Libérez nos médicaments » ; « Le SYNESS dit non à l'embargo sur les médicaments » ; « Soigner, c'est tout ce qu'on sait faire de mieux. »* [www.cameroun24.net]

Un article précise que le secrétaire général du SYNACACI, s'est inquiété de l'incapacité imminente du corps médical à accompagner le diagnostic des maladies par des soins appropriés. Par conséquent, ce dernier estimant grave l'acte posé par l'UE, s'est insurgé contre cette mesure :

> *« L'embargo sur les médicaments provoque beaucoup de conséquences, figurez-vous que d'ici peu nous n'aurons pas la capacité de prendre en charge la population. Après avoir diagnostiqué*

des maladies, prescrit des ordonnances, il n'y aura pas de médicaments.
Cette mesure inique est un crime contre l'humanité, un génocide programmé du peuple ivoirien. Le SYNACACI tiendra l'Union européenne pour responsable de la catastrophe humanitaire qui pointe à l'horizon » [www.boolumbal.org].

Le 07 mars 2011, rappelant les faits lors d'une conférence de presse, l'ex Ministre de la santé publique Mme Christine Adjobi indiquait qu'il s'agit d'une décision prise par l'Union Européenne *« d'infliger à la Côte d'Ivoire un embargo sur les bateaux à destination de ce pays y compris ceux transportant des médicaments »*. Elle n'a pas manqué de condamner cette décision. S'insurgeant contre ce qu'elle qualifie de violation des droits de l'homme, elle s'interrogeait, en ces termes, sur la pertinence d'une telle irruption de la politique dans le champ de la santé : *« Qu'est-ce que la santé a à voir dans cette situation ? »* [www. Cotedivoire-lavraie.over-blog.fr]

Toujours au sein du Ministère de la santé, une structure capitale de par sa position dans le système de santé et son rôle de distributeur des médicaments dans le secteur public, intervenait devant la presse à la suite de la ministre. Il s'agit de la Pharmacie de la santé Publique, dont la Directrice générale a indiqué que la menace est réelle sur les stocks de la PSP qui n'étaient qu'à 40% de leur niveau habituel. Elle ajoute que la réalisation d'opérations chirurgicales dans les hôpitaux publics serait rendue impossible à court terme.

La formule ci-après employée par cette responsable d'institution de santé, témoigne de l'ampleur de son inquiétude : *« Nous sommes pris à la gorge par l'embargo. »* [www.answers.yahoo.com].

Par ailleurs, le secteur des Organisations Non Gouvernementales a été aussi un maillon essentiel dans le processus de construction sociale du phénomène. Une délégation de la CICR a été reçue en audience par l'ex Président de la République Laurent Gbagbo. A sa sortie d'audience le 22 mars 2011, la cheffe de délégation de la CICR s'adressant à la presse a explicitement mentionné l'expression « embargo sur les médicaments » : « *L'embargo sur les médicaments en direction de la Côte d'Ivoire est un sujet qui nous préoccupe.* »

On note aussi un appel lancé le 25 mars 2011 par une figure importante du clergé ivoirien, à savoir l'archevêque d'Abidjan. Dans cet appel, il demandait la levée de l'embargo sur les médicaments :

> *« J'invite tout un chacun au respect de la vie. Au nom du droit à la santé, je demande à ce que l'Union européenne lève l'embargo sur les médicaments »* [www.zenit.org]

A l'analyse, la construction sociale s'opère ici comme une récupération d'un fait économique soupçonné à risque de produire des effets pervers sur un secteur connexe (celui de la santé) par des acteurs du domaine visé (santé), des acteurs politiques (le gouvernement), de même que des Organisations non gouvernementales et d'autres acteurs clés de la société civile, notamment des leaders d'opinion issus du monde religieux. L'argumentaire est bâti autour de questions d'ordre éthique, tendant à inviter à l'évitement de l'amalgame entre la quête de solution à un problème politique et l'empiètement sur l'état de santé des populations.

Pour les professionnels de la santé, cette mesure dénature la profession médicale puisque le praticien ne peut désormais soulager ni soigner le malade, faute de médicaments. Pour le gouvernement (ministère de la santé), c'est le risque de désorganisation du système de santé et de dégradation de l'état de santé des populations. Quant aux ONG, c'est la crainte d'une incapacité de faire face à une demande de soins plus forte face à la menace de faillite du système de santé. Pour les religieux, c'est l'atteinte aux valeurs morales, au respect de la vie humaine.

La dimension éthique de cette construction sociale de l'embargo a tendance à mettre en lumière une contradiction entre une institution « occidentale » censée mieux connaître les droits de l'Homme et en promouvoir le respect, et une mesure prise par une telle organisation, tendant à bafouer le droit des personnes à la vie. Certains des acteurs sus mentionnés vont jusqu'à inviter à une distinction, d'une part, entre la population générale et les acteurs politiques belligérants dans une crise de même que leurs partisans, et d'autre part, entre politique et santé. L'éthique mentionnée ici voudrait qu'au nom de la non représentativité de l'ensemble de la population par la proportion d'inscrits sur les listes électorales (encore moins par l'effectif de votants), l'on ne veuille pas mêler la santé du peuple aux affaires politiques de quelques milliers de personnes. C'est en substance ce que traduisent les verbatims suivants :

> *« L'ONU, l'UE ont des comportements qui dépassent tout entendement. Il s'agit d'une crise post-électorale et donc d'un problème politique qui doit être réglé politiquement, c'est-à-dire sans armes et sans tueries. La Côte d'Ivoire compte plus de 20 millions d'habitants dont moins de 5 millions ont participé aux élections. 15 millions d'ivoiriens n'ont pas pris part à ces élections et beaucoup d'entre eux ne s'intéressent pas à la politique »* ;

« Si un simple vote doit priver les ivoiriens de la vie aujourd'hui, voterons-nous encore en 2015 ? » Propos d'internautes (Douh, 2011).

Ce processus de construction sociale d'un embargo sur les médicaments en Côte d'Ivoire est synthétisé à travers la figure 1 ci-après.

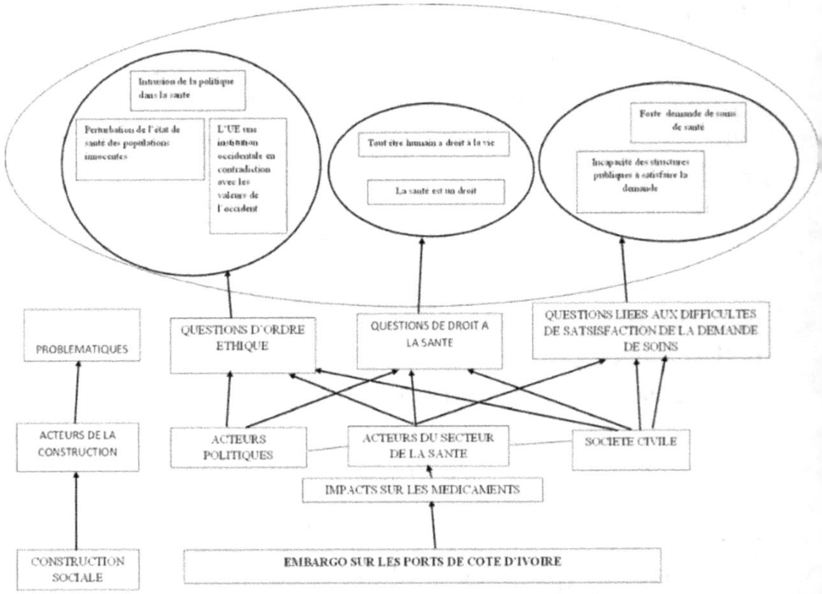

Figure 1 : Le processus de construction sociale du phénomène d'embargo sur les médicaments en Côte d'Ivoire

2. Effets sur le système de santé et les populations

Si les effets de l'embargo ont été ressentis en termes d'interdiction frappant les produits pharmaceutiques, à quel degré ces effets ont-ils perturbé le système de santé et l'état de santé des populations ?

2.1. Effets sur le système de santé

Les composantes d'un système de santé qui transparaissent de la définition qu'en donne l'OMS sont : la prestation des services, les personnels de santé, les systèmes d'information et des connaissances sur la santé et les produits médicaux (CEE, 2010). A la lumière des propos d'acteurs de la santé rapportés plus haut, la rupture de livraison de produits pharmaceutiques dans les ports d'Abidjan constitue une menace sur trois de ces quatre éléments cités :

- les produits médicaux : risque d'épuisement à court terme des stocks de médicaments disponibles dans les pharmacies publiques et privées ;
- les prestations de service : perturbation de l'offre mais aussi de la demande de soins ;
- les personnels de santé : inefficacité voire incapacité.

Examinons de près les effets de « l'embargo sur les médicaments » sur ces différents aspects du système de santé.

• Menaces d'épuisement à court terme des stocks de médicaments et cas avérés de rupture

Le risque d'épuisement des stocks a été rapporté par divers acteurs internes au système de santé, que ce soit les praticiens, les décideurs tout comme les humanitaires. Les stocks disponibles, bien qu'ayant diminué, pouvaient permettre d'assurer une couverture sur une période maximale moyenne d'un mois à deux mois.

Le point ci-après a été dressé par l'ex Ministre de la santé du gouvernement Gbagbo, suite à un inventaire réalisé par ses services quelques semaines après l'intervention de la mesure d'embargo de l'UE sur les ports ivoiriens :

***Dans le secteur public* :**

- Rupture de stocks de certains médicaments tels que ceux de l'hémodialyse, avec comme conséquence 24 cas de décès enregistrés dès janvier à février 2011 ;
- Disponibilité de stocks de médicaments de première nécessité comme les ARV, les antipaludiques, les antibiotiques pour une période maximale de 2 à 4 mois ;
- Disponibilité d'intrants et de consommables (solutés, gants, matériel de prélèvement sanguin, films pour appareil de radiologie) pour un délai maximum d'un mois.

Dans le secteur privé :

- Disponibilité de médicaments pour une période maximale de deux mois.

Ainsi, les effets du non approvisionnement des ports de Côte d'Ivoire en produits pharmaceutiques (en termes de rupture totale de stock) devraient donc beaucoup plus se faire sentir dès le mois de mars pour les intrants et fin mars début avril pour la plupart des médicaments. Vu que le dénouement de la crise est intervenu début avril (le 11 précisément), par la victoire de l'armée de M. Ouattara sur celle de M. Gbagbo et l'arrestation de ce dernier, on peut noter que la phase de rupture critique de médicaments a été évitée de justesse par l'intervention militaire. Autrement dit, des ruptures ont pu se faire sentir pour plusieurs médicaments, notamment ceux des maladies chroniques et les intrants. Mais, la rupture généralisée a été évitée car la période au cours de laquelle une telle situation devait se produire, a été devancée par la fin du bicéphalisme du pouvoir d'Etat.

C'est pourquoi, comme nous le verrons dans la section relative aux effets sur les populations, bien que les gens mentionnent avoir ressenti des effets de l'embargo sur les médicaments, certaines personnes combinent ces effets avec ceux de la situation de conflit armé et la désorganisation du système de santé que celle-ci a entrainé[1].

2.2. Effets de l'embargo sur les ménages

Les effets de l'embargo économique sur les ports et son corollaire d'embargo sur les médicaments, ressentis par les populations enquêtées, sont de trois ordres : une difficulté d'accès aux médicaments, le stress et l'angoisse, des pertes en vie humaine et la difficulté d'accès à des soins de qualité.

2.2.1. Le difficile accès aux médicaments et à des soins de qualité

Du point de vue de la plupart des populations enquêtées, l'embargo sur les ports de Côte d'Ivoire a engendré une incapacité d'accès soit totale soit partielle aux produits pharmaceutiques.

---

[1] L'intervention militaire de l'ONUCI appuyée de l'armée française s'est faite dans un contexte d'affrontements entre armées pro-gbagbo et pro-Ouattara, avec usage d'armements lourds (chars, mitrailleuses, etc.), réduisant déjà l'activité économique en Abidjan. Par ailleurs, l'ONUCI et l'armée française ont fait usage d'armes plus puissantes permettant des bombardements aériens. Cette période marquée par des d'affrontements armés ne permettait donc pas l'ouverture régulière des officines de pharmacie.

Caractère partiel de la difficulté d'accès aux médicaments

Il est illustré par des propos tels que :

> « *Quand je me rends à la pharmacie avec l'ordonnance, il y a des médicaments que je trouve et il y a des médicaments que je ne trouve pas* » Homme, 45 ans, chef de ménage
>
> « *Je sais qu'au début il y avait un peu de médicaments et puis après il n'y avait pas. Il y a des médicaments qu'on trouvait et d'autres pas. Tu vas on te dit ce médicament là on ne peut pas te servir* ». Femme, 38 ans, conjointe de chef de ménage

Caractère total de la difficulté d'accès aux médicaments

Celui-ci transparaît dans le verbatim suivant :

> « *Il n'y avait pas de médicaments dans les hôpitaux. Même s'il y en avait, il fallait avoir de l'argent sur soi. On constatait que les médecins mêmes n'aimaient pas trop donner (prescrire) de médicaments. Ce n'était pas comme s'ils réservaient cela pour eux-mêmes mais c'est parce qu'il n'y avait pas de médicaments* ». Homme, 54 ans, chef de ménage

2.2.2. L'angoisse/stress

Les pénuries de produits dans les pharmacies ont placé les populations dans une situation d'extrême vulnérabilité surtout les personnes présentant un état de santé fragile. Ainsi, lorsqu'ils devaient se rendre dans les pharmacies pour se procurer des médicaments en vue de faire face aux cas de maladies, les enquêtés étaient animés d'un sentiment d'angoisse et de stress, n'étant pas persuadés de trouver les médicaments recherchés dans les officines en question. Ce sentiment de crainte était encore plus fortement exprimé par les ménages où il y a des cas de maladies chroniques (diabète, hypertension, etc.) ou des personnes dont l'état de santé est fragile (femmes enceintes, nourrices, personnes atteintes de maladie chronique, etc.) :

> « *Quelqu'un qui est enceinte, il y a un embargo, c'est à sa santé la personne pense d'abord. Si je vais à l'hôpital qu'on me prescrit telle chose, est ce que j'ai la possibilité d'avoir ? Cela est stressant, tu te poses des questions, cela fatigue l'esprit.*
>
> *Moi-même quand on me donne l'ordonnance, je me présente à la pharmacie, j'ai des sueurs froides dans le dos. Je me pose plusieurs questions. Je me demande toujours si la totalité des médicaments qu'on me prescrit est-ce que je vais avoir ?»* Femme, 40 ans, épouse de chef de ménage
>
> *« Quand ils ont dit qu'il y a un embargo, c'est moi-même qui ai annoncé la nouvelle à ma femme. Elle était très découragée. Elle était déjà enceinte. Si c'est quelque chose qu'on pouvait enlever (avortement) en se disant compte tenu de la situation il faut enlever et puis quand les choses vont se normaliser tu vas remettre rapidement, on allait le faire. Mais voilà elle était déjà enceinte, donc elle était très inquiète.* » Homme, 58 ans, chef de ménage
>
> « *On était abattu. Je venais d'accoucher. Et si une maladie bizarre venait à apparaitre ? J'étais très fragile. Donc on a eu peur on a pensé que le pire allait arriver. »* Femme, 32 ans, épouse de chef de ménage
>
> *« J'avais alors peur de tomber dans une situation compliquée qui va nécessiter des médicaments alors qu'il y avait un embargo sur les*

médicaments. Si la population ne reçoit pas de médicament, elle se soigne comment ? Elle vit comment ? Voilà la grosse question. Et au sein de cette population, il y a des gens qui sont diabétiques, il y a des gens qui ont la tension, il y a des femmes qui sont enceintes. Il y a tout un tas de monde qui essaie de vivre et c'est la pharmacie qui tient toutes ces personnes, qui les tient en haleine. » Femme, 43 ans, épouse de chef de ménage

2.2.3. L'aggravation des cas de maladies

Cette situation a également entrainé dans certains cas une aggravation des cas de maladie. Cela s'explique généralement par une défaillance du suivi des malades durant la période d'embargo, particulièrement les individus atteints de maladies chroniques. En effet, ces malades qui nécessitent un suivi particulier et une prise régulière de médicaments ont été affectés par la pénurie des médicaments ou le déficit de personnel soignant :

> *« C'était un peu difficile parce qu'on ne pouvait pas satisfaire la demande de nos clients. C'était difficile de voir des malades souffrir et ne pas pouvoir faire des gestes dont on a connaissance et compétence juste du fait du manque de matériels et de personnel. Donc c'était un peu difficile. »* Homme, agent de santé, secteur public

2.2.4. De possibles pertes en vies humaines

Dans des cas extrêmes, le manque de médicaments aurait entrainé des décès dans certaines familles :

> *« Au niveau de mon ménage, il n'y a pas eu de conséquences mais comme je le disais, c'est mon beau-frère qui est décédé. C'est ce qui m'a le plus*

marqué parce qu'il a été paralysé pendant un (01) an. Les choses allaient bien on disait qu'il était pratiquement guéri. Il marchait avec une canne (béquille). Mais avec l'embargo ça a été terrible et j'ai été touché. Avec les combats et autres, il n'y avait pas les médicaments et il est mort. » Homme, 46 ans, chef de ménage

« J'estime que pour le simple fait que je ne trouve pas les médicaments qui se trouvent sur la liste des ordonnances, c'est que cela peut provoquer quelque chose et cela m'a dérangé. L'enfant n'est pas resté (fausse couche) et je pense que c'est possible que cette situation y soit pour quelque chose. » Homme, 55 ans, chef de ménage

2.2.5. Difficulté d'accès à des soins de qualité liée au manque de matériels médicaux

Cette situation d'embargo est selon des enquêtés, à l'origine de la mauvaise qualité des soins reçus dans certaines structures de santé et a entrainé dans certains cas le décès du nouveau-né :

« Comment se fait-il qu'on consulte une femme enceinte et puis en bas (au bas de l'ordonnance) on écrit tensiomètre en panne et on dit on a fini de consulter la personne ? [...] Je trouve que cela n'est pas normal. Toi-même regarde cette histoire de tensiomètre en panne. Une femme qui est enceinte, qui va en consultation et on ne peut même pas contrôler sa tension. » Homme, 50 ans, chef de ménage

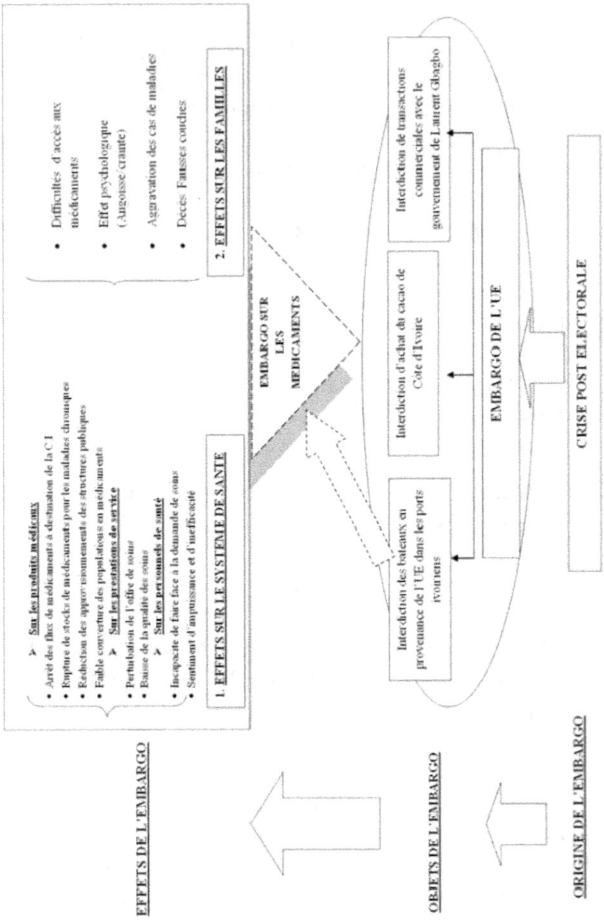

Figure 2 : Cartographie de l'effet de l'embargo sur le système de santé et les ménages d'Abidjan

3. Résilience des acteurs de la santé et des familles

Face à cette situation de crise de médicaments et du système de santé de façon générale, ressentie comme difficile par les acteurs, quelles stratégies ont-ils développé pour en minimiser les effets ?

3.1. Stratégies de résilience des acteurs de la santé

Les stratégies adoptées par les acteurs du système de santé varient en fonction des structures de santé.

3.1.1. Priorité accordée aux situations d'urgence

Dans les formations sanitaires publiques, le personnel de santé procédait à une hiérarchisation des patients en fonction des cas présentés. Les cas qu'ils estimaient les plus urgents ou qui nécessitent une prise en charge immédiate (exemple, les traumatismes) étaient reçus en premier.

3.1.2. Un recours plus fréquent à la référence des patients

Au nombre des stratégies, il faut noter également la référence des patients vers d'autres établissements sanitaires susceptibles d'assurer une prise en charge totale de la maladie. Cela s'explique par le manque de matériel couplé avec l'insuffisance de personnel[2], etc.

> *« Il y avait des médicaments qu'on pouvait leur offrir ici, si maintenant nous ne sommes plus en mesure de leur fournir, on les oriente désormais*

---

[2] L'embargo étant intervenu dans un contexte un peu plus tard marqué par un conflit armé, des milliers de personnes ont fui la ville d'Abidjan, parmi lesquels des personnels de santé.

vers les officines privées. » Homme, agent de santé, secteur public

3.1.3. La constitution de stocks prévisionnels de médicaments dans les pharmacies privées

Au niveau des officines de pharmacie privées, la principale initiative adoptée pour faire face à l'embargo sur les ports a été le surstock de produits. Il convient de préciser que l'Ordre des Pharmaciens a fait un courrier indiquant qu'il y aurait des perturbations au niveau des approvisionnements et par conséquent sur les délais de livraison des grossistes. Face à cette situation, cette institution a recommandé aux pharmaciens de prendre des dispositions, notamment la réalisation de stocks prévisionnels pour une période d'au moins trois mois. Les responsables d'officine rencontrés affirment avoir pour la plupart adopté cette stratégie. Même si comme le révèlent quelques-uns, une telle stratégie impliquait la disponibilité de ressources financières conséquentes, et n'était pas à la portée de tous les pharmaciens privés.

3.1.4. Le recours à la substitution de médicaments

En dépit des surstocks réalisés par les pharmacies, les cas de pénurie de certains médicaments étaient fréquents. Face à cette situation, les agents des pharmacies procédaient à une substitution systématique de ceux-ci par des produits de la même molécule.

Ces stratégies des acteurs de santé, montrent une précarité du système de santé publique durablement affecté par les effets de la crise. Le niveau communautaire étant défaillant, faisait peser sur les niveaux intermédiaires et supérieurs une forte demande de soins par l'accroissement du recours à la référence des cas. On note dans ce même ordre d'idées une sorte de repli du système publique sur le système privé de soins, relativement mieux préparé.

3.2. Stratégies de résilience des familles

Les actions entreprises par les ménages pour réduire les effets de l'embargo sur les médicaments sont de deux ordres : l'approvisionnement de la boîte à pharmacie de la famille et le recours aux alternatives de soins.

3.2.1. Le renforcement de la pharmacie familiale

La boîte à pharmacie du ménage a été renforcée par des approvisionnements à titre préventif. Ces stocks de médicaments tenaient compte des pathologies les plus fréquentes observées chez les membres du ménage.

Cela s'est effectué soit sur recommandation d'un spécialiste proche de la famille, soit de façon autonome. Cette stratégie reste fortement tributaire du niveau économique et du réseau de relations des ménages, mais aussi de l'état de santé initial des membres du ménage. Les familles qui disposaient de moyens financiers conséquents ont fait des stocks de médicaments essentiels (paracétamol, vitamine C, antipaludiques etc.).

> « *Papa, on connait ses médicaments, donc on les a achetés pour les garder. Les médicaments qu'on achète peuvent durer au plus un (01) mois. En fait on voyait la crise venir donc dés le départ on a fait un petit stock d'abord pour le vieux.* »
> Homme, 37 ans, chef de ménage

> « *Comme j'ai un bébé j'ai acheté des médicaments pour mon bébé pour garder. Il y en*

a même que j'ai achetés que je n'ai pas utilisés. » Femme, 29 ans, épouse de chef de ménage

« Les gens disaient qu'on allait mettre embargo sur la Côte d'Ivoire, il y avait des rumeurs. Et comme mon épouse travaille à la pharmacie de la santé publique, au fur et à mesure, on a commencé à acheter un peu de tout pour mettre à la maison. Et comme je connais un peu les petits problèmes de chacun. C'est cela qui nous a sauvé. » Homme, 52 ans, chef de ménage

3.2.2. Le recours à la médecine traditionnelle

Une frange de la population s'est orientée vers d'autres types de médecine, notamment la médecine traditionnelle, que celle-ci soit africaine ou chinoise.

Ces recours étaient effectués soit de façon exclusive soit de façon complémentaire. Ce choix serait lié aux difficultés du système formel à prendre totalement en charge les patients qui fréquentaient les établissements sanitaires. Pour d'autres encore, cette pratique s'explique par le fait que les coûts induits par ce type de médecine semblent relativement moins importants que ceux des médicaments pharmaceutiques.

******

La construction sociale d'un embargo sur les médicaments en Côte d'Ivoire, telle que révélée par la présente recherche, revêt un caractère heuristique à plus d'un titre. D'abord, sous l'angle de la flexibilité des frontières entre les composantes du social, ensuite en ce qui concerne la caractérisation du système de santé en tant que système ouvert et pouvant subir des perturbations, enfin, sur le plan de l'omniprésence de préoccupations d'ordre éthique dans le fonctionnement du système de santé.

Le social ou comme le dit Henri Janne (2009) « *ce qui concerne ce phénomène de vie en communauté qui caractérise les hommes* » peut revêtir des tailles variables en fonction du territoire qui l'abrite (Etat, ville, village, etc.), mais le politique qui domine dans ce cas peut cohabiter avec des considérations plus subtiles telles que des institutions voire la civilisation, la culture, qui transcendent même les constellations politiques (Henri Jane, 2009).

Cette interaction entre sphères territoriales politiques et sphères culturelles est une preuve de la multiplicité des frontières du social et de leur flexibilité, les constituants de la société globale étant naturellement amenés à interférer, l'un pouvant ainsi influencer voire dominer l'autre et vice-versa.

Paul Fouconnet et Marcel Mauss (2003), faisant référence à ces aspects singuliers du social, les qualifient de "grandes fonctions de la vie sociale" ; à savoir : religieuse, juridique, économique, esthétique, etc. Henri Janne (*op. cit.*) invite à les étudier en tant que faits sociaux et à faire ainsi la distinction entre ce qui en fait des faits sociaux et leur nature autre qui n'est pas forcément sociale. La définition qu'elle donne du social est évocatrice de cette nuance :

> « *Est social tout fait, tout acte, tout rapport dans la mesure où il comporte une action de la société ou une action sur la société, ou encore, si l'on veut, tout fait, tout acte, tout rapport à propos desquels la société apparaît*

> *comme objet ou comme sujet.* » (Janne, *idem*, p. 348)

Ainsi, le contrat, argumente-t-elle, revêt une nature juridique qui n'intéressera pas le sociologue, mais aussi une nature sociale qui attirera l'attention de la sociologie juridique. Cette précision est importante, mais à la lumière du résultat de la présente recherche, je m'intéresserai ici à la multiplicité des variantes du social suscitée par la variété des fonctions de celui-ci et leurs interconnexions.

On voit bien avec l'étude relative à l'embargo sur les médicaments, que l'économique interfère avec le politique et l'interaction de ces deux influence la santé, une autre grande fonction de la vie sociale.

Le rapport mondial sur la violence et la santé (Krug, 2002), rappelle à juste titre que depuis 1996, l'OMS admet la violence comme étant un problème de santé publique majeur. Au regard des définitions de la violence fournies dans ce rapport, l'on pourrait ranger l'embargo dans la catégorie des violences collectives (dans le sens ici de violence qui implique un Etat ou des Etats), celle-ci se subdivisant en violence économique, sociale et politique.

Les crises économiques de façon générale sont reconnues comme ayant des effets sur le système de santé et sur la santé mentale des populations. Les effets directs sur l'état de santé des populations étant quant à eux peu mentionnés dans la littérature (Poirier *et al.,* non daté). L'étude que j'ai menée a toutefois ceci de particulier, qu'elle révèle des impacts tant sur le système de santé, que sur l'état de santé de la population et sur la santé mentale. Les inquiétudes relatives à l'accès aux soins, les incertitudes relatives à la disponibilité de médicaments dans les pharmacies, les chocs émotionnels liés à la non satisfaction de la demande de prise en charge en cas de maladie, sont autant de facteurs de préjudices psychologiques subis par les ménages durant la période de crise de médicaments due à l'embargo sur le port d'Abidjan. A noter qu'ici, il n'y a pas que la crise économique mais en amont la crise politique qui entraîne et alimente la crise économique traduite par l'embargo de l'UE.

La seconde leçon tirée de ce travail de recherche concerne le système de santé en tant que système ouvert, en connexion avec son environnement politique, économique, etc., qui peut en perturber le fonctionnement du fait de fortunes diverses. Il est étroitement lié au fonctionnement de l'appareil d'Etat, car étant administré par le ministère en charge de la santé qui est partie intégrante de l'action gouvernementale. Dans un contexte de crise politique, les fonctions étatiques sont soumises à rude épreuve, ce qui peut les rendre inefficaces.

Qui plus est dans un contexte double de crises politique et économique, marqué par un embargo sur les ports. Le gouvernement d'alors était visiblement très embêté par cette situation bien complexe. Il se trouvait face à une équation difficile à résoudre, multipliait les offensives diplomatiques mais sans succès. Cette situation était d'autant plus grave que le système de santé de la Côte d'Ivoire est dépendant des importations de médicaments qui transitent par voie maritime pour alimenter la pharmacie de santé publique et les pharmacies privées. L'interruption des approvisionnements du marché ivoirien par le blocage du flux des bateaux commerciaux y compris ceux transportant des médicaments, constituait ainsi un coup dur pour le système de santé Ivoirien. En témoignent les effets négatifs ressentis par les personnels de santé et les ménages de l'étude. Le bon fonctionnement d'un système de santé semble ainsi étroitement dépendre de l'environnement politique et du contexte socio-économique.

Enfin, le troisième enseignement tiré de cette recherche concerne l'omniprésence de la question éthique dans le fonctionnement du système de santé.

Dans le contexte spécifique de l'"embargo sur les médicaments", les préoccupations tournent de façon générale autour du droit à la santé. C'est donc d'abord l'éthique sous l'angle du droit universel à la vie et à la santé qui est questionnée. Priver la Côte d'Ivoire de médicaments a été perçu comme un déni de droit à la vie et à la santé par plusieurs ménages et personnes de l'étude. Toutefois, de façon spécifique c'est l'éthique du soin qui est questionnée, le patient ayant droit à des soins de qualité tant à l'étape de diagnostic qu'à celle du traitement.

La perturbation du fonctionnement du système de santé par la double crise politique et économique a avili l'image des formations sanitaires dans cette période sensible, mais aussi celle des soignants, vu que l'on peut se rendre au centre de santé ou à l'hôpital et ne pas être satisfait, faute de matériel adéquat pour le diagnostic (*cf.* la mention faite par un enquêté du tensiomètre défaillant) et faute d'intrants ou de médicaments pour le traitement. C'est la fonction de l'hôpital, celle du centre de santé et celle de la pharmacie qui sont ainsi mises à mal. A quoi sert-il/elle donc, pourraient s'interroger les gens, si le centre de santé, l'hôpital ou la pharmacie ne donne pas satisfaction.

Références bibliographiques

Fauconnet, P., & Mauss, M. (1997). « Anthropologie »— « Sociologie » Encyclopédies, XVIIIe-XIXe siècles. *Socio-anthropologie*, *1*. https://doi.org/10.4000/socio-anthropologie.70

Janne, H. (2009). Introduction à la Sociologie Générale. *SociologieS*, *1951*(3), 345-392. https://doi.org/10.4000/sociologies.2964

Krug, E. G. (2002). *Rapport mondial sur la violence et la santé*. World Health Organization.

Poirier, G., Baro, E., Goudet, J-M , Fraouti, L., & Zerhoun S. (2016). *Mise en place d'un dispositif de veille et d'alerte consacré aux impacts sanitaires de la crise économique de 2008.* Consulté le 19 juin 2025, à l'adresse https://www.orsnpdc.fr/wp-content/uploads/2016/11/RapportDispositifVeilleAlerte_16-2.pdf

www. boolumbal.org. *L'OMS et l'UE devant les tribunaux pour crime contre l'humanité*. Consulté le 09 juillet 2012, à l'adresse https://www.boolumbal.org/Cote-d-Ivoire-L-OMS-et-l-UE-devant-les-tribunaux-pour-crime-contre-l-humanite_a6129.html

www. answers.yahoo.com - *A quoi a servi un embargo sur les médicaments en Côte d'Ivoire* ? Consulté le 24 juin 2012.

www.cameroun24.net. *Election en Côte d'Ivoire. Des étudiants manifestent à Abidjan contre l'embargo de l`UE sur les produits pharmaceutiques*. Consulté le 16 juillet 2012 www. Cotedivoire-lavraie.over-blog.fr. *L'embargo de l'UE sur les médicaments fait ses premières victimes*. Consulté le 24 septembre 2012.

www.zenit.org. *Côte d'Ivoire : Lever l'embargo sur les médicaments. Appel de l'archevêque d'Abidjan.* Consulté le 07 - 08 - 2012.

Chapitre 3
La pénurie d'eau de 2018 à Bouaké : action publique et vécu des populations

Dans l'histoire de la ville de Bouaké, la crise d'eau de 2018 a fortement marqué les esprits, car étant pour beaucoup de personnes, sans précédent. Le présent chapitre passe en revue l'ampleur de cette crise telle qu'elle se dessine à travers le vécu des populations, les bouleversements entraînés dans le quotidien des ménages, puis leur niveau d'appréciation de l'action publique initiée pour tenter de juguler cette crise. Avant, il jette un regard sur les échos de la crise dans la presse, notamment au sujet des origines de la crise, du déploiement de l'action publique et des impacts sur le quotidien des populations.

1. Echos de la crise d'eau dans la presse : Causes, action publique et pénibilité

La crise d'eau a laissé circuler beaucoup de commentaires et de rumeurs lié.e.s à ses causes. Certains acteurs institutionnels ayant pris la parole dans les media, permettent d'avoir un éclairage scientifique sur les causes de sa survenue.

Le Directeur Régional de la SODECI qui se prononçait sur la question, décrit l'ampleur de la situation en soulignant qu'il s'agit d'un étiage sans précédent. Outre les facteurs naturels (changements climatiques, mauvaise pluviométrie), il évoque aussi des facteurs humains notamment l'exploitation inappropriée de carrières de sable dans les environs du lac [www.gouv.ci_a].

Un reportage de VOA Afrique réalisé le 07 mai 2018, souligne que l'eau a laissé place aux rochers et au sable dans le lac de la *Loka*. Le chef technique de l'usine d'eau de la *Loka* explique cela par la baisse de la pluviométrie depuis 2015 et l'assèchement du lac de la *Loka* en 2018 (Voice of Africa, 2018).

La Préfète du Département de Bouaké par intérim, interviewée, évoque des facteurs environnementaux et humains. Il s'agit du réchauffement climatique, la baisse de pluviométrie qui sévit dans la région depuis plusieurs années, le tarissement de l'eau du lac *La Loka*, ainsi que des carrières clandestines de sable qui perturbent la libre circulation de l'eau de pluie jusqu'au lac (Médi 1 TV Afrique, 2018).

Soulignons que ces arguments sont corroborés par une analyse géographique réalisée par Gbalou *et al.* (2019), qui se sont intéressés au rôle des variations climatiques dans la pénurie d'eau à Bouaké. Ceux-ci soulignent la dépendance de la *Loka* (vu qu'elle est une retenue artificielle) vis-à-vis des fluctuations de la pluviométrie dans un contexte général de baisse progressive de la pluviométrie constatée dans la région. Toutefois, les facteurs démographiques et anthropiques révélés par l'analyse des images satellitaires qui montrent un rétrécissement de la *Loka*, semblent selon eux, beaucoup incriminés.

Face à cette situation, l'action publique telle que rapportée dans la presse montre que le gouvernement et les autorités locales se sentaient préoccupé.e.s par l'ampleur de la situation.

Même si pour montrer sa prudence, l'auteur d'un article sur Abidjan.net a pris soin de mettre entre griffes le mot « travaille » dans la déclaration du porte-parole du gouvernement relative à l'action gouvernementale en réponse à la crise : « *Pénurie d'eau à Bouaké : le gouvernement ivoirien ''travaille'' à trouver des solutions à court et long terme* » (Abidjan.net, 2018). La mention de ce dossier à l'ordre du jour du Conseil des Ministres du 11 avril 2018 semble être une preuve suffisante de la considération de cette crise et de la recherche de solutions au plus haut niveau de l'Etat.

Des actions concrètes ont été posées par le gouvernement, dans l'optique de montrer sa compassion et de limiter les effets de cette pénurie d'eau. Au nombre de ces actions, une visite de terrain à Bouaké, du Ministre des infrastructures économiques effectuée le 13 avril 2018, est rapportée sur le portail officiel du gouvernement. L'article souligne le propos du Ministre indiquant qu'il est venu s'enquérir de la situation et annonçant des mesures d'urgence de construction d'une dizaine de forages à Bouaké. Puis, celui du Directeur des infrastructures hydrauliques, ajoutant qu'en attendant la mise à disposition des forages, des camions citernes distribueront de l'eau aux populations [www.gouv.ci_b].

Sur ce même portail officiel du gouvernement, le 07 mai 2018 est posté un article qui relate la visite du Directeur des opérations de la Banque Mondiale à Bouaké. Devant la gravité de la situation qu'il découvre, celui-ci confirme le propos du Ministre, en annonçant que la Banque Mondiale a décidé de financer le plan de riposte mis en place par le gouvernement, à hauteur de 5 Milliards de Frs CFA.

Un appui qui prend en compte des mesures urgentes : forages en cours de réalisation, camions citernes approvisionnant les populations ; des actions à moyen terme : stations d'unités mobiles de traitement d'eau potable ; et des mesures à long terme : connexion des stations de traitement de Bouaké au barrage de Kossou, construction d'une unité de production d'eau potable dans la zone pour alimenter toutes les localités [www.gouv.ci_b].

Un reportage de la RTI réalisé 1 mois et 2 semaines après le début de la crise d'eau, confirme des chantiers de réalisation de forages en cours. Le Président des associations des consommateurs le Réveil en visite à la SODECI, sur le site de la *Loka* puis sur des chantiers de forages, fait le constat du bon déroulement des travaux des forages. Toutefois, Il n'a pas manqué de lancer un appel à l'Etat de Côte d'Ivoire, pour prendre des dispositions pouvant aider à prévenir la survenue ultérieure de telles crises à Bouaké et dans d'autres villes du pays (RTI Officiel, 2018).

Par ailleurs, vu que la résolution de la crise d'eau s'inscrivait dans un processus et dans la durée, la pénibilité ressentie par la population n'a pas échappé à des organes de presse. Un reportage d'Emmanuelle Godard pour TV 5 Monde réalisé 3 mois après le début de la pénurie d'eau, montre les difficultés d'accès des populations aux solutions provisoires mises en place par les autorités, à savoir la distribution d'eau par des camions citernes de l'ONEP avec l'appui de la SODECI. On y voit des jeunes femmes, courir avec des récipients de tailles variées en main, pour se faire une place dans la file d'attente en vue de se faire servir de l'eau par un camion-citerne.

Le Maire de la ville de Bouaké visiblement gêné par la durée de cette pénurie d'eau, parle des périodes de rationnement de l'eau et de la solution idéale en perspective avec l'appui de la Banque Mondiale, qui consistera à raccorder la ville de Bouaké au lac de Kossou (Godard, 2018).

Un reportage de France 24 (France 24, 2018) réalisé au quartier Ahougnansou de Bouaké le 21/04/2018, dépeint le parcours et les risques encourus par des jeunes pour s'approvisionner en eau dans une source reculée et non protégée, consommée comme eau de boisson faute de mieux. Le commerce effectué par des jeunes revendeurs d'eau transportant des bidons dans des brouettes est notifié. Ce commerce permet à certains ménages d'éviter la corvée liée à la quête d'eau, mais il leur coûte de l'argent.

Qu'en est-il à présent de la recherche que j'ai menée sur le terrain à Bouaké pour tenter de comprendre le vécu de cette crise par les populations ?

2. Une crise grave vécue comme une indifférence des pouvoirs publics

Une variété d'expressions utilisées par les ménages pour faire allusion à leur vécu de la crise de l'eau a été relevée. On peut citer les expressions suivantes :

> *« l'Etat nous avait vraiment oubliés », « L'Etat n'a pas réagi à temps », « Ils l'ont fait mais tardivement », « l'attente était longue », « le gouvernement n'est pas venu à notre secours », « La réaction de l'Etat était très lente », « On a tellement duré dedans », « On n'avait pas l'eau il fallait aller chercher »,*
>
> *« Çà a trop duré », « C'était compliqué hein ! », « On a été abandonnés », « C'était vraiment sérieux », « ça a été pénible », « les puits avaient tari », « Tout le monde se plaignait ici », etc.*

Ces expressions tendent à décrire la crise d'eau comme un évènement douloureux (*« C'était compliqué hein ! », « ça a été pénible ») et* laissent transparaitre des allusions à l'indifférence des acteurs publics : *« l'Etat nous avait vraiment oubliés », « La réaction de l'Etat était très lente », « Çà a trop duré ».* L'idée de plaintes évoquée, fait référence à une situation d'inconfort général dans laquelle se trouvaient les populations. Lequel inconfort était lié au manque de patience suscité par les incertitudes dues à l'absence d'eau et à la perpétuation de la crise. En effet, s'il y a un facteur qui sert de critère aux populations pour rendre compte de leur exacerbation face à la crise d'eau et du sentiment d'indifférence ressenti, celui-ci a trait à la dimension temporelle de l'évènement, à savoir sa durée dans le temps. Les ménages rencontrés situent la durée de la présente crise d'eau dans un intervalle allant de 3 mois pour la plus courte à 6 mois pour la plus longue.

2.1. Indifférence synonyme de laxisme

L'indifférence ressentie par les populations a été parfois aussi assimilée à du laxisme. Les arguments avancés par les tenants de ce point de vue reprochent à l'Etat le monopole de la distribution d'eau en Côte d'Ivoire par la Société SODECI.

Elles y voient un risque de manque d'intérêt pour cette société de s'investir conséquemment en vue de satisfaire l'ensemble des populations et des zones du pays, du fait de l'absence de concurrence. Elles restent convaincues que si l'Etat avait libéralisé le secteur de la distribution d'eau, la concurrence aurait contribué depuis à améliorer l'accès des populations à l'eau potable et à empêcher la survenue de crises d'une telle envergure. Cette thèse est renchérie par la notion d'incapacité d'anticipation. Celle-ci met en doute la bonne volonté de l'Etat et repose sur l'hypothèse qu'un Etat de bonne volonté est à même de prévenir une telle crise en prenant en amont les dispositions utiles. Le fait que les acteurs étatiques sachent que le cours d'eau de la *Loka* est fortement exposé à des baisses de régime, suffisait, selon ces populations, pour prendre des dispositions en amont en vue d'éviter cette crise d'eau.

> *« Quand vous construisez une station de pompage d'eau qui n'est pas reliée sur un passage d'eau ou sur un fleuve, il faut s'attendre à ce qu'il y ait pénurie, nous on pensait que c'était sur le Bandama, parce que ce n'était pas sur le Bandama. C'était sur la Loka, or la loka c'est un petit affluent où l'eau n'était pas là permanemment. Véritablement il y a eu abandon » M14, homme, 52 ans*

Un autre argument indexe la lenteur de réaction des structures étatiques. Car dans l'entendement des populations, l'eau étant une denrée précieuse, aucun ménage ne devrait en être privé. Ainsi, des coupures allant au-delà d'une semaine ont-elles du mal à être acceptées :

> *« Lorsque l'eau se coupe, systématiquement il faut faire de sorte que l'eau revienne. Si ça tarde ce n'est pas bon ! Ici là on a fait des semaines sans eau. On dit l'Etat est en train de creuser depuis le Bandama, dans notre espoir on pensait que ça va arriver et nous permettre de nous soulager ; on attend ça ne vient pas ». E 3, femme, 27 ans*

Cette lenteur de réaction est d'autant plus décriée, que pendant ce temps, les populations sont comme livrées à elles-mêmes, obligées de subir plusieurs corvées pour avoir de l'eau (errance à la recherche d'eau dans les puits et les marigots, interruptions de sommeil en vue de faire le rang très tôt dans ces lieux cités).

> *« On a dépassé un mois, c'est beaucoup jusqu'à deux mois à quatre mois c'est beaucoup ça c'est qu'on a été abandonné. C'est comme si il fallait*

s'accrocher à d'autre choses encore du coup si la pénurie a une durée que moi j'estime à trois jours une semaine on pouvait comprendre. Mais au-delà d'une semaine et que rien n'est fait donc là, je peux dire que nous nous sommes sentis abandonnés. » M7, homme, 36 ans

« Ils l'ont fait mais c'était tardif, le temps aussi de résoudre a été long 4 mois c'est trop, on a fait 4 mois dans ça, parce que moi j'étais ici j'ai fait deux mois ici je suis allé quelque part à Gagnoa je suis revenu et je suis venu trouver le même problème, environ 4 mois en tout cas donc leur réaction a été lente voilà c'est ce que je peux dire. » M25, homme, 41 ans

Outre la lenteur, cette sensation de laxisme a été aussi renforcée par l'insuffisance de communication des acteurs étatiques en direction des ménages.

Des populations déplorent l'absence d'information « officielle » sur la cause de cette crise, mais aussi sur les solutions proposées et surtout sur le délai pour un dénouement heureux de la crise.

2.2. Indifférence vécue comme frustration

Le sentiment d'indifférence a entraîné des frustrations chez bien des ménages. Des enquêteurs dans le cadre de la présente recherche, ont même subi la colère de ménages dans lesquels ils avaient été confondus à des envoyés du gouvernement, qui venaient après plusieurs mois de souffrances, s'enquérir maintenant de leur situation. La frustration s'explique pour certains par le fait que la ville de Bouaké était privée d'eau pendant que d'autres villes en disposaient. Cette sensation d'isolement semblait inacceptable pour ces ménages. D'autant plus inacceptable, que Bouaké est une grande ville, plus précisément la deuxième grande ville du pays. La référence au statut de ville amène certains ménages à comparer les actions de l'Etat à Abidjan à ce qu'elles ont été à Bouaké. Ceux-ci estiment que cette crise d'eau si elle s'était déroulée dans la capitale économique, aurait obtenu plus d'attention de la part des autorités qui auraient alors réagi avec promptitude. Ce n'est pas le cas pour Bouaké, Abidjan étant le plus grand pôle économique du pays et une ville où résident les plus hautes autorités nationales ainsi que les partenaires au développement. D'autres ménages prennent pour motif le fait de promesses non tenues par les autorités publiques. A titre d'exemple une promesse de relier Bouaké au réseau de Béoumi pour résoudre de façon durable la crise d'eau à Bouaké.

Par ailleurs, l'indifférence était ressentie aussi quant à l'impact de la crise d'eau sur les activités professionnelles ; la quête d'eau ayant notamment bouleversé le calendrier pour la commerçante qui habituellement se rendait très tôt au marché pour écouler sa marchandise. Une autre raison de l'expression de frustrations est la discrimination perçue dans le mode de distribution d'eau par les camions citernes. Des ménages décrient le manque de rationalité dans la distribution. D'autres évoquent la non couverture de tous les ménages.

3. Pénibilité dans le quotidien des ménages pendant la crise d'eau

La pénurie d'eau a non seulement impacté les habitudes des ménages en matière d'hygiène, mais elle a aussi entrainé des dépenses supplémentaires. Ne pouvant pas consommer l'eau des puits, plusieurs ménages se sentaient dans l'obligation d'acheter de l'eau conditionnée en sachet proposée par de petites entreprises artisanales locales, voire de l'eau minérale. Les ménages qui n'avaient pas le choix utilisaient l'eau de puits comme eau de boisson, mais cela à leurs risques et périls puisque quelques-uns ont rapporté des cas de diarrhées liées à la consommation d'eau de puits. Certes, des précautions étaient-elles prises par les ménages ayant recours à l'eau de puits, dans l'intention de la désinfecter. Elle était parfois bouillie. On y ajoutait quelque dose d'eau de javel. Mais, certains ménages laissaient simplement reposer l'eau avant de l'utiliser, se disant que les souillures se retrouvant au fond du récipient, l'eau qui se trouve à la surface est bonne à consommer en l'état.

En outre, bien d'activités de soins des ménages ont été mises en difficulté. Par exemple, dans certains ménages il n'était pas permis de se doucher tous les jours encore moins deux fois par jour. La priorité était parfois accordée à certaines catégories sociales, notamment les tout petits enfants afin de leur éviter d'attraper des affections de la peau. Les impacts de la pénurie d'eau s'étendaient également à des dimensions très sensibles de la vie collective, à savoir l'utilisation des services de santé et la pratique du jeûne musulman. S'agissant des services de santé, un ménage a conté sa mésaventure à l'hôpital où un de ses membres était reçu pour des soins dans la période de la pénurie d'eau. L'enquêté précise qu'il était dit aux parents des victimes d'accident devant subir une opération chirurgicale, qu'il n'y a pas d'eau pour les opérer ; il leur fallait parfois patienter plusieurs jours avant d'obtenir satisfaction :

> *Et pendant cette période, mon fils avait eu un accident de circulation. Il a eu une fracture au fémur et on devait l'opérer. Il n'y avait pas d'eau.*

> *L'enfant a passé trois semaines au CHU. On a dû attendre trois semaines, qu'un jour, pour pouvoir faire l'opération. Vraiment c'était difficile.* M13, homme, 30 ans

Quant aux musulmans, l'interruption d'eau ayant coïncidé avec la période du Ramadan, au cours de laquelle l'eau est davantage indispensable pour les ablutions ainsi que pour apprêter les repas relatifs à la coupure du jeûne, les ménages n'avaient d'autre choix que de subir la corvée relative à la collecte d'eau :

> *Ha c'était compliqué hein, la vieille dit que ça duré 6 mois, c'était dans le mois de carême pour nous les musulmans. Il fallait aller chercher de l'eau à 5 ou 10 km d'ici, pour venir avec, on partait du matin jusqu'à 17h par-là, au puits on allait 4 à 5 fois par jour.* M15, femme, 39 ans

Les souvenirs de contraintes vécues dans la quête de l'eau, sont aussi liés à l'accès à l'eau dans les points de distribution créés par l'autorité publique et basés sur les camions citernes. Celui-ci est décrit par les ménages comme un parcours de combattant, puisqu'il faut de la patience une fois sur les lieux, en moyenne 2 à 3 heures, étant donné la forte affluence des populations dans ces lieux. Cette difficulté d'accès contraint les membres des ménages à se lever plus tôt que d'habitude (4 h du matin) pour espérer être parmi les premiers servis, mais c'est souvent peine perdue. Car, plusieurs ménages retournent sans avoir été servis, à cause du nombre pléthorique de personnes et de récipients pour la seule citerne. Un récit collecté fait même mention de luttes et de bagarres pour se faire une place dans les longs rangs entrainant parfois des dégâts, puisque dans la bousculade, il arrive que des récipients déjà remplis soient renversés et finalement leurs propriétaires repartent sans eau. Toutes ces difficultés, surtout la grande incertitude d'avoir de l'eau malgré de longues heures d'attente, font que certaines personnes préfèrent s'abstenir de fréquenter les lieux publics de distribution d'eau et se tournent exclusivement vers les puits.

La quête d'eau, s'apparente parfois aussi à une errance puisque les ménages sont à l'affût d'informations sur des lieux à puits disposant d'eau en quantité suffisante ; ce qui les amène à parcourir parfois de longues distances, à changer constamment de site puisque les puits surexploités finissaient par tarir. Surtout que, certains propriétaires de puits par souci de rationnement limitaient le nombre de récipients à remplir par personne. D'autres réduisaient le temps de collecte d'eau par la fixation d'un horaire bien précis.

Gagnés par la lassitude face aux difficultés d'accès à l'eau dans les puits et dans les points de distribution créés par les autorités publiques, plusieurs ménages se tournaient vers des forages privés qui proposent de l'eau contre de l'argent. Ce qui crée des dépenses additionnelles pour ces ménages en plus de la contrainte liée au transport des récipients remplis. La plupart du temps, des femmes et jeunes filles transportaient des bassines et des bidons sur la tête, des jeunes hommes utilisaient des brouettes, des hommes venaient avec leur propre moto ou alors, les ménages faisaient recours à des moto-taxis ou des tricycles, d'autres encore utilisaient leur voiture.

La quête de l'eau pouvait parfois aussi nécessiter plusieurs tours d'aller et retour du domicile vers des points d'eau et des points d'eau vers le domicile, en fonction de la disponibilité de l'eau sur les sites et de la quantité nécessaire pour remplir les futs stockés au sein du ménage.

J'expose ci-après quelques déclarations des répondants :

« Il y avait du monde. Je dis quand tu arrives vers la boulangerie de la Zone-là et que tu vois le monde, tu mets tes mains sur ta tête et puis tu te dis à quel moment toutes ces personnes auront l'eau. Un temps même les gens de citerne-là étaient fâchés parce que les femmes se frappaient. Je dis, elles se bottaient même jusqu'à arracher les pagnes. » E 3, femme, 27 ans

« Franchement les difficultés étaient grandes. Des fois on apprend que dans tel endroit y a un puits tout le monde se rend là-bas et puis on puise un peu, un peu. C'est comme ça on se débrouillait. » E 3, femme, 27 ans

« Hiii !! Le jour tu dois aller puiser là, tu ne travailles pas tellement que vous êtes beaucoup. Souvent tu peux quitter la maison à 5h et finir à 16h parce que c'est à tour de rôle pour éviter les discussions parce que quand on partait avant là tout le monde voulait puiser en même temps. On se trouvait souvent avec 10 puisettes dans le puits. » E4, femme, 30 ans

« Tu peux faire 5 tours ou bien 6 tours, tu peux faire 5 tours 6 tours, il y a des jours d'ici tu vas jusqu'à ce que finisse, le soleil est sortir, d'ici tu vas partir au travail il est 10h ou bien 11h. » M24, femme, 36 ans

« Ce que l'Etat envoie là on ne gagne pas aussi, il y a des jours quand tu arrives là-bas, les gens sont alignés jusqu'à, tu ne gagnes pas aussi, d'autres retournent avec leur cuvette. Donc moi je ne vais pas là-bas du tout, parce que je ne vais pas en avoir, ceux-là même qui vont avant vous ne gagnent pas, donc moi-même je sais que je ne vais pas en avoir, donc j'ai coupé tout court je vais au puits chez les gens ». M24, femme, 36 ans

« On se promenait sur les puits là quand on vient ici qu'on ne trouve pas on va ailleurs on va chercher l'autre », M17, femme, 41 ans

4. Appréciation de l'efficacité de l'action publique

De façon générale la question relative à l'appréciation de l'efficacité des actions déployées par les autorités publiques pour faire face à la crise d'eau à Bouaké, a donné lieu à des avis opposés. Les uns étant favorables et les autres défavorables, mais la tendance à la dépréciation de ces actions semblait dominer fortement.

Chez les enquêtés appréciant favorablement les actions menées par les acteurs publics, l'initiative des camions citernes distribuant de l'eau, puis celle des forages survenue un peu plus tard, constituent les éléments de satisfaction. Toutefois, cette appréciation positive de l'action publique n'est parfois rendue possible que parce que ces populations concèdent aux acteurs étatiques le fait de ne pas pouvoir satisfaire tous les habitants, la tâche étant perçue comme complexe et la ville de Bouaké très vaste. Par contre, les autres enquêtés mettent l'accent sur des limites de l'action publique, à savoir : la non prise en compte des zones de bas-fond par les camions citernes, la corruption, l'inadéquation entre la quantité d'eau distribuée et le nombre de ménages, etc., comme l'expliquent les enquêtés suivants :

« Ils ont essayé de faire mais tellement la ville est grande tu vois tout le monde ne peut pas être servi au même moment et en même temps. Donc ils font un effort ! » E4, femme, 30 ans

« Je pense que c'est une bonne chose de faire venir des camions citernes pour ravitailler la population. Maintenant, s'il y a une appréciation

à faire, je dirais que pour moi c'était insuffisant et puis les fréquences surtout s'ajoutaient à cette insuffisance, je n'ai pas compté la quantité que chacun pouvait prendre. Mais la quantité de l'eau que chacun pouvait prendre cette quantité d'eau finissait bien avant qu'il y ait un autre ravitaillement. A tel point qu'on voyait les femmes avec des bassines, des seaux et des bidons, puisqu'elles n'avaient pas de puits chez elles, à la recherche de l'eau. » A6, homme, 72 ans

******

Cette recherche a l'avantage de mettre en exergue plusieurs leviers d'une action publique à même de satisfaire les communautés en matière d'accès à l'eau. En effet, la quête d'eau en contexte de pénurie apparaît comme une situation qu'aucun ménage ne souhaite vivre. La pénibilité qui s'y rattache est redoutée par les populations de toutes catégories sociales.

Certaines actions semblent incontournables pour prévenir les pénuries. Et c'est cette phase qui a été indexée comme capitale par les acteurs rencontrés au cours de la présente recherche. En effet, sans mécanismes de prévention durables, il n'est pas possible de réduire au maximum les possibilités de survenue de telles crises. Dans le cas spécifique de Bouaké, il s'agit de la connexion de la ville à une source d'eau plus volumineuse. C'est dans ce schéma que s'inscrit la solution envisagée par le gouvernement avec le soutien de la Banque Mondiale, à savoir connecter les stations de traitement d'eau de Bouaké au barrage de Kossou.

Dans ce même ordre d'idées, le contrôle de la pratique d'activités socio-économiques dans le périmètre se situant en amont du lac *la Loka* devrait être permanent et suffisamment coercitif pour les contrevenants. Par ailleurs, la construction de forages devrait se poursuivre même après cette crise, en tenant compte du découpage géographique de la ville, afin de constituer des sources supplétives d'alimentation en eau en cas de pénurie. En effet, la crise a été vécue plus durement par les populations, parce que de tels forages étaient quasi inexistants au début de la crise, et il a donc fallu les créer pendant que la pénurie d'eau était en cours. Pourtant en pareille circonstance les populations sont très impatientes car se sentant vulnérables. On comprend dès lors pourquoi Habets *et al.* (2015) interpellent l'opinion publique quant à l'impérieuse nécessité d'anticiper la diminution de la ressource en eau. Cela passe par deux principales stratégies, notamment : i) l'accroissement de l'offre avec pour seul but de prévenir les futures pénuries par la création de nouvelles ressources ; et ii) la réduction de la consommation. Outre ces deux stratégies, ces auteurs insistent sur la nécessité de prévoir des mesures d'adaptation aux extrêmes climatiques qui sont inévitables (inondations, sécheresses).

Ceci nous conduit au levier à activer quand survient une crise. Il consiste justement à aussitôt mettre à disposition des populations de l'eau potable, par des canaux supplétifs tels que des forages préexistants à la crise, construits par souci de prévention. Promptitude de l'action, ainsi se résume ce levier capital pour mettre les populations en confiance.

On se souvient qu'un ménage soulignait qu'il ne faut pas qu'une pénurie d'eau dure plus d'une semaine, car ceci serait synonyme d'échec de la part des pouvoirs publics.

Toutefois, une question subsiste, puisque la cause principale de la pénurie mentionnée dans les media demeure le réchauffement climatique, avec pour conséquence l'évaporation de l'eau et l'assèchement des cours d'eau. A savoir, la nécessité de développer des solutions innovantes pouvant remédier aux impacts du réchauffement climatique sur les cours d'eau. A ce sujet, N'guimalet *et al.* (2016) s'intéressant au changement climatique et à la gestion des ressources en eau, soulignent l'extrême importance pour les populations et les gouvernants de se doter d'une *« vision précise de la durée et de l'amplitude du changement »,* intégrant la prévention. Dans ce même ordre d'idées, Sadoff et Muller (2010) mettent l'accent sur la gestion intégrée des ressources en eau comme palliatif ou même comme garantie de la sécurité en eau. Celle-ci (la sécurité en eau) intégrant à la fois des mécanismes d'exploitation du potentiel productif de l'eau et des mécanismes de mitigation de ses facteurs de destruction. Sous un autre angle et de façon spécifique dans le domaine agricole en France (Aubertin *et al.,* 2023), la recherche de solutions innovantes aux effets du changement climatique sur les ressources en eau a conduit à développer des retenues de substitution. Il s'agit de réserves d'eau créées à partir de prélèvements et de stockages effectués en périodes de hautes eaux dans l'optique de les utiliser en période d'étiage.

Plus globalement, Lalanne (2022) dans son essai pour l'obtention d'une maîtrise en environnement de l'université de Sherbrooke, s'est évertuée à évaluer les risques relatifs à l'approvisionnement en eau potable en quantité suffisante dans un contexte à double enjeux : gestion municipale, puis changements climatiques. La panoplie de risques (19) identifiés et évalués pour deux villes du Canada qu'elle étudie, permet de se faire une idée sur un ensemble des menaces qui peuvent peser sur l'approvisionnement des municipalités en eau potable. Les risques qu'elle a répertoriés sont les suivants : i) risques liés aux infrastructures d'eau potable et à leur gestion (risque technique et d'entretien, risque lié à des équipements vieillissants, risque lié aux fuites, risque lié aux coûts de fonctionnement et d'entretien, risque lié à la pénurie de main-d'œuvre), ii) risques liés à la consommation d'eau potable (risque lié à l'importance de la consommation en eau, risque lié aux pics de consommation d'eau, risque lié aux habitudes de consommation, risque lié au faible coût de l'eau, risque lié à la croissance démographique), iii) risques liés à la disponibilité de l'eau (risque lié à des événements potentiels, risque lié au débit actuel de la source d'approvisionnement en eau potable, risque lié au débit de la source d'approvisionnement en eau potable dans un climat futur, risque lié à la méconnaissance des changements climatiques, risque lié aux conflits d'usage), iv) risques liés à l'aménagement et au développement du territoire (risque lié à l'imperméabilisation du territoire, risque lié à la dégradation des milieux humides et à l'état des bandes riveraines, risque lié aux barrages, risque lié aux activités sur le territoire).

Références bibliographiques

Aubertin, C., Bouleau, G., Bourrié, G., Brulhet, J., Brunet, Y., Chomel, C., Ducharme, A., Gascuel, C., Itier, B., King, C., Le Déaut, J., Lemaire, G., Michel, F., Souchon, Y., & Vialle, P. (2023). *Les retenues de substitution, face au changement climatique : Cas d'étude et discussion.* https://hal.science/hal-04471691

Lalanne, A. (2022). *Approvisionnement municipal suffisant en eau potable dans un contexte de changements climatiques, Mémoire de maîtrise en environnement* [Mémoire]. Université de Sherbooke.

Nguimalet, C.-R. (2016). Note sur le changement climatique et la gestion des ressources en eau en Afrique : Repenser l'usage et l'amélioration des services éco-systémique de l'eau. *Geo-Eco-Trop 40*(4), 317-326. https://doi.org/10.1002/HYP.7395

Sadoff, C., et Muller, M. (2010). Gestion de l'Eau, Sécurité en eau et Adaptation au Changement climatique : premiers Effets et Mesures essentielles. *Tec Backgroud Papers*, Global Water Partnership, n°14 , 100 p

France 24. (2018). *Pénurie d'eau sans précédent à Bouaké, deuxième ville de la Côte d'Ivoire*. Consulté le 10/06/2025, à l'adresse www.france24.com/fr/20180421-cote-ivoire-penurie-eau-precedent-bouake-deuxieme-ville-secheresse,

www.gouv.ci a Pénurie d'eau à Bouaké, le Ministre des infrastructures économiques rend visite aux populations. consulté le 14/03/2025, à l'adresse www.gouv.ci/_actualite-article.php?recordID=8798&d=1

www.gouv.ci. b 2 Pénurie d'eau à Bouaké la banque mondiale annonce un appui de 5 milliards de Frs CFA. Consulté le 14/03/2025, à l'adresse www.gouv.ci/_actualite- article.php?d=2&recordID=8838 &p=59,

Pénurie d'eau à Bouaké, le Ministre des infrastructures économiques rend visite aux populations. consulté le 14/03/2025, à l'adresse www.gouv.ci/_actualite-article.php?recordID=8798&d=1

Godard, E. (2018). *Côte d'Ivoire pénurie d'eau à Bouaké.* Consulté le 22/05/2025, à l'adresse www.information.tv5monde.com/afrique/cote-divoire-penurie-deau-bouake-29300

www.news.abidjan.net. Pénurie d'eau à Boauké, le gouvernement "travaille" à trouver des solutions à court et long terme (porte-parole).
Consulté le 10/06/2025, à l'adresse www.news.abidjan.net /articles/635587/penurie-deau-a-bouake-le-gouvernement-ivoirien-travaille-a-trouver-des-solutions-a-court-et-long-terme-porte-parole

Voice of Africa. (2018). *Par-delà la pénurie d'eau à Bouaké.*
consulté le 10/06/2025, à l'adresse www.voaafrique.com/a /cote-divoire-penerie-eau-boaukae/4378318.html

RTI Officiel. (2018). *Société : Pénurie d'eau à Bouaké.* Consulté le 22/05/2025, à l'adresse www.youtube.com/wa tch?v=4nAeeQ7HTPQ,

Médi 1 TV Afrique. (2018). *Côte d'Ivoire Pénurie d'eau à Bouaké.* Consulté le 22/05/2025, à l'adresse www.youtube .com/watch?v=FZwEqS0AEgM

Abidjan.net. (2018). *Pénurie d'eau à Boauké, le gouvernement "travaille" à trouver des solutions à court et long terme (porte-parole)*. Consulté le 10/06/2025, à l'adresse www.news.abidjan.net/articles/635587/penurie-deau-a-bouake-le-gouvernement-ivoirien-travaille-a-trouver-des-solutions-a-court-et-long-terme-porte-parole Abidjan.net

Chapitre 4
La crise de Covid-19 à Bouaké : Réponse des petites et moyennes entreprises et observance des mesures barrières par les populations

La pandémie de Covid-19, une des crises analysées dans cet ouvrage ; crise majeure ayant perturbé la quiétude du monde entier, est ici passée en revue dans le contexte singulier de la ville de Bouaké. Successivement, ce chapitre liste les acteurs mis en évidence par les séances d'observation dans le rapport des populations aux dispositifs d'hygiène et moyens de prévention de la Covid-19, décrit les dispositifs de lavage des mains observés ainsi que leurs manipulations par les personnes, analyse le rapport des individus à l'observance ou la non observance des mesures barrières, décrypte les controverses apparues dans les interactions des individus autour des dispositifs de lavage des mains ou autres mesures barrières, de même que les initiatives de banalisation de la maladie à Covid-19 par certaines personnes via des gestes ironiques.

1. Les acteurs

Les acteurs observés se structurent en deux grandes catégories : les travailleurs des entreprises investiguées, puis les clients. La catégorie des travailleurs comprend différents acteurs dont certains sont impliqués dans la gestion des dispositifs de prévention de la Covid-19. il y a : des agents de caisse, généralement des dames quelle que soit l'entreprise, des rayonnistes pour les supermarchés, puis des vigiles, ces derniers (les vigiles) étant le plus impliqués dans la gestion des dispositifs de lavage des mains. Toutefois, dans une entreprise de transferts de fonds, c'était le gérant lui-même qui exigeait le lavage des mains aux clients, et dans une boulangerie c'était une agente commise à l'entretien du site qui se chargeait de vider le sceau d'eau ayant servi au lavage des mains, une fois plein.

On peut donc ajouter à cette catégorie d'acteurs, les gérants et le personnel d'entretien. Quant à la catégorie des clients, elle est composée des acteurs de la population générale, qu'il s'agisse d'adultes, de jeunes, d'hommes ou de femmes, ou encore de personnes du 3ème âge et d'enfants (certains adultes étaient parfois accompagnés de leurs enfants). A côté de ces deux grandes catégories d'acteurs, se trouvent des individus qui ne sont ni clients ni travailleurs de l'entreprise, mais qui se situent entre ces deux groupes. Il s'agit des enfants et jeunes crieurs publics qui occupent les devantures des supermarchés et qui proposent de la marchandise aux clients, et parfois leurs services aux travailleurs d'entreprises et leurs clients, en ce qui concerne l'utilisation et la gestion des dispositifs de lavage des mains.

Les acteurs observés sont mus par une mobilité et un caractère actif, à l'exemple d'une gérante de bistrot qui fait des allers et retours incessants entre le comptoir et l'espace où se trouvent ses clients, ou encore des clients qui arrivent, touchent (pot de savon), prennent (pot de savon), poussent (la porte). Il s'agit d'acteurs qui échangent (entre eux, avec les petits crieurs, avec le vigile), ou encore de clients qui essaient de se frayer un chemin parmi la foule massée devant une agence de banque. Ils sont aussi caractérisés par une certaine imprévisibilité, à l'instar de clients qui passent brusquement du bistrot à un espace de salon de coiffure, ou de jeunes crieurs qui s'attroupent autour des clients des grandes surfaces, ou encore d'une agente de banque qui traverse le hall pour se retrouver à l'extérieur de son agence pour un instant. Ils sont également parfois agités ou surexcités tels les clients du bistrot, impatients comme la foule devant la banque, sur le qui-vive comme les petits crieurs de marchandises pourchassés par un vigile, etc.

2. Description des dispositifs de lavage des mains

Les dispositifs de lavage des mains observés lors de l'enquête comportent généralement les éléments suivants : un sceau équipé d'un robinet, un second seau servant à recueillir l'eau sale, une table sur laquelle est posée le premier seau, un pot de gel pour mains contenant du savon. Dans certains cas, le pot de savon n'existe pas, du savon liquide est directement mélangé à l'eau que contient le seau. Dans d'autres cas, l'eau savonneuse est aussi associée à du gel hydroalcoolique dans le seau. Rarement mais chez deux compagnies, j'ai relevé l'utilisation de serviettes jetables en forme de rouleau de papier, posé sur la table à côté du seau ou tenu dans la main par un vigile.

Certaines surfaces proposent un choix aux clients. Elles ont un dispositif tel que décrit ci-dessus, puis un second dispositif constitué d'un tube de gel pour mains tenu par un vigile posté à l'entrée du bâtiment. Ainsi les clients soit se lavent les mains à l'eau savonneuse, soit optent pour des gouttes de gel hydroalcoolique dans les paumes. Dans une entreprise en particulier le dispositif de gel pour mains était électronique. Il est constitué d'un gros appareil installé contre le mur. Le vigile actionne un bouton de la machine et le client reçoit du gel dans une paume orientée vers le bas du dispositif.

3. Manipulation des dispositifs

Deux objets ou matériaux du dispositif de lavage des mains sont les plus manipulés : le robinet et le pot de savon. A ces objets peuvent s'ajouter le seau qui recueille l'eau sale et le couvercle du seau principal servant à se laver les mains. Les deux premiers objets sont souvent manipulés par les clients qui viennent pour des achats ou des courses au niveau des entreprises qui servaient de lieu d'enquête à la présente recherche. Toutefois, comme c'est le cas notamment des deux autres objets, il y a parfois intervention de personnels dédiés (vigile, agent d'hygiène) mais aussi de volontaires non qualifiés (crieurs de marchandises, badauds). Les aidants jouent un rôle important, car venant en appui à la personne qui se lave les mains, afin de lui faciliter la tâche (verser du savon dans la paume, donner du papier jetable, vider le seau d'eau sale, tenir des objets personnels de la personne, etc.) mais leurs postures mettent généralement à mal le respect de la distanciation. C'est le cas d'un jeune homme d'environ 22 ans, venu pour accéder à un super marché et qui tenait en mains un document. Il eut l'intention de le poser sur la table du seau qui sert à se laver les mains, mais se retint et le tendit au vigile qui le saisit dans sa main gauche. Le jeune se lava les mains, les secoua, puis après les avoir essuyées avec du papier jetable qu'il reçut du vigile, lui fit signe pour récupérer son document. Le vigile le lui remit, puis le jeune homme se dirigea vers la porte d'entrée du supermarché. Un second exemple d'intervention d'aidants concerne une dame et ses trois enfants arrivés au niveau du dispositif de lavage des mains d'un supermarché.

Un vigile qui jouait le rôle d'aidant mit du savon dans la paume de la dame et voulant en mettre dans les paumes des enfants, s'accroupit. Il en mit dans la paume de l'aînée et comme la plus petite semblait distraite, il la toucha à l'épaule et lui parla voulant certainement l'aider gentiment à s'exécuter, ce qu'il réussit. Chacune se lava les mains puis la mère ferma le robinet et s'en alla pour l'intérieur du supermarché avec ses filles. Ces interactions avec les aidants se font ainsi souvent sans respect de la distanciation.

En ce qui concerne singulièrement la manipulation du robinet et du pot de savon, de façon générale, les clients soit posent la main sur le bouchon du pot de savon et l'appuient pour faire sortir le savon, soit prennent carrément le pot de savon dans une main, puis le pressent pour verser du savon dans l'autre main. Ils étaient un peu plus nombreux à tenir la bouteille dans une main. Ils soulèvent le bouchon du robinet pour se rincer les mains après les avoir frottées (dans certains cas il fallait tourner la tête du robinet dans le sens contraire de l'aiguille d'une montre), après quoi ils touchent à nouveau le bouchon pour fermer le robinet.

4. Observance des mesures barrières

Des dispositions étaient prises par les entreprises, avec plus ou moins de rigueur. L'exigence du port de cache-nez et sa vérification à l'entrée était l'une des principales. Des clients se sont vus interpeller par un vigile en voulant accéder à l'intérieur d'une banque ou d'un supermarché sans cache-nez. Certaines banques s'employaient à faire respecter la distanciation dans l'espace intérieur.

Ainsi, dans le hall d'attente d'une des banques, un gendarme était commis à veiller au respect de la distanciation. Pendant que j'y étais, celui-ci avança en direction des clients assis, vérifia les espacements entre les personnes assises et demanda qu'un écart d'au moins un mètre soit respecté. Une fois à l'intérieur de cette banque, le constat que je fais est que tout le monde porte un masque, y compris les agents de la banque. Le vigile indique à chaque client où s'asseoir, et donne la consigne de laisser un espace vide équivalent à deux sièges entre voisins. Puis, il circule dans la salle pour vérifier le respect de cette consigne.

S'agissant du lavage des mains, un constat général effectué est qu'il y avait dans la période d'observation, une quasi installation de dispositifs de lavage des mains devant chaque unité commerciale (petit magasin, grande boutique, supermarché, pharmacie, etc.), donnant le sentiment d'une large vulgarisation. Toutefois, quant à la technique de lavage des mains, la durée de frottement des mains laisse conclure à un lavage incorrect chez plusieurs personnes. En effet, celles-ci n'accordent généralement que quelques secondes à l'étape qui consiste à se frotter les mains avant de les rincer. A l'opposée, un monsieur de 40 ans environ, comme s'il appliquait une technique particulière, a pris le temps de frotter en profondeur certaines parties des mains (dos, pouce, doigts, etc.). Puis, une jeune dame d'environ 27 ans, après avoir fini de faire ses achats à l'intérieur d'un magasin, est revenue se laver les mains avant de s'en aller. Enfin, un jeune homme de moins de 20 ans, après s'être lavé les mains, a rincé le robinet à l'eau avant de le toucher pour le fermer.

L'application du gel pour mains était aussi une pratique instituée dans certaines surfaces, notamment certaines banques et des supermarchés. Un vigile tenait le pot de gel et en mettait quelques gouttes dans une paume des clients.

Toutefois, plusieurs pratiques s'écartaient des prescriptions en vigueur pour freiner la progression de la maladie à Corona virus.

5. Non observance des mesures barrières

5.1. Etat des lieux de la non observance

Les constats faits lors des séances d'observation sont les suivants :

- Le non lavage des mains malgré la disponibilité d'un dispositif dédié ;
- Des causettes en contexte de non-respect de la distanciation ;
- Des poignées de mains ;
- Le non port de masque ;
- La vente de cache-nez en plein air et dans la foule ;
- L'intrusion de personnes non qualifiées dans la gestion du dispositif de lavage des mains ;
- La non vérification du port de masque par les vigiles ;
- Le temps réduit des frottements de mains lors du lavage ;
- La gestion approximative des portes.

En effet, certains usagers ne respectent pas la consigne de lavage des mains et s'introduisent dans les commerces et autres espaces publics, profitant de la négligence des vigiles

ou de l'absence de contrôles, vu que des propriétaires d'entreprises préfèrent faire confiance aux clients et n'affectent donc pas de surveillant au dispositif de lavage des mains.

Par exemple, pendant une trentaine de minutes d'observation des pratiques au niveau d'une boulangerie, sur une quinzaine de clients dénombrés, une dizaine se sont servis du dispositif de lavage des mains, les autres non.

Récit : vente de masques par des enfants

Un monsieur et une dame, s'étant déjà lavés les mains, se sont vus approchés par plusieurs crieurs de petites marchandises leur proposant des masques. Devant l'agitation de ces enfants de 9 à 14 ans qui eux-mêmes ne portaient pas de masque et qui se retrouvaient pratiquement nez à nez avec les clients, mais qui en plus obstruaient le passage car se hissant même sur l'estrade donnant sur la porte d'entrée, le vigile répétait un geste qui consiste à agiter d'une main sa cordelette qui lui sert de chicotte et qu'il a posée dans son cou. A chaque geste les enfants reculent puis reprennent aussitôt à nouveau leur position, puisque le vigile est occupé à servir les clients qui se lavent les mains. Il remet le papier jetable à chaque client qui se trouve au niveau du dispositif du milieu, mais aussi à ceux qui utilisent les deux autres dispositifs qui viennent vers lui après avoir lavé leurs mains.
Données d'observation d'un supermarché à Bouaké

Récit : non port de masque par des agents de santé

Au moment de mon arrivée, un groupe constitué d'une femme d'environ 50 ans et 3 filles de 15 à 18 ans, apparemment des membres d'une même famille venues pour des soins, sortaient de la clinique. Aucune ne portait un masque. Un agent tenant un registre traverse la cour intérieure du bâtiment ; il ne porte pas de masque. Un autre agent portant une tenue qui le range soit dans la classe des garçons et filles de salle ou celle des agents d'hygiène, s'avance jusqu'au portail de la clinique l'air oisif. Il ne portait pas de masque.

Données d'observation d'une clinique médicale à Bouaké

Récit : Faible durée du lavage des mains

Rares sont les individus qui se frottaient suffisamment longtemps les mains avant de les rincer. La tendance était plutôt à des gestes rapides qui durent moins de 5 secondes. Seules quelques personnes portaient un masque. Des gens arrivant en groupe, bavardaient sans respecter la distanciation recommandée et créaient souvent un petit attroupement autour du dispositif.

Données d'observation d'un supermarché à Bouaké

Récit : Non utilisation du dispositif de lavage des mains

Les clients qui arrivent ne prêtent pas attention au dispositif. Seuls deux se sont lavés les mains et se sont mis à patienter dehors. La plupart était tout de suite mue par le souci d'approcher le vigile pour s'informer. Lorsque celui-ci indiquait que ceux qui vont au guichet automatique peuvent entrer, les concernés se signalaient, le vigile ouvrait aussitôt la grille, puis ils entraient sans s'être lavés les mains. Il ouvrit aussi la grille à une dame qui n'allait pas à la caisse mais avait rendez-vous avec un agent en particulier. Celle-ci ne se lava pas les mains mais portait un masque.

Données d'observation d'une agence de banque à Bouaké

Récit : Non-respect de la distanciation

Il y a un attroupement d'enfants crieurs de petites marchandises, autour d'un client. Celui-ci, un monsieur la cinquantaine près, venait de se laver les mains et a voulu acheter un masque. Près de dix jeunes crieurs l'ont aussitôt quasiment encerclé. Il converse avec l'un d'entre eux tout en se tenant les mains mouillées, puis choisit le masque. D'une main (déjà lavée) il fouille dans une de ses poches et en retire de l'argent pour payer. Puis, il ôte l'emballage du masque, se le met sur le nez puis entre dans le supermarché.

Données d'observation d'un supermarché à Bouaké

5.2. Motifs de non observance

5.2.1. Défaillance du dispositif /Manque d'intrant

Les cas d'inobservance des mesures barrières notamment la distanciation au niveau des dispositifs de lavage des mains étaient dus à la défaillance du dispositif de lavage des mains. Certains dispositifs manquaient parfois d'intrants (savon) ou étaient difficiles à manipuler. Par exemple, les responsables d'un supermarché avaient certes bien fait d'accroitre le nombre de dispositif de lavage des mains, mais il régnait souvent un certain cafouillage, alors qu'il n'y avait pas forcément grande affluence. En effet, l'un des dispositifs n'ayant pas de pot de savon, les clients qui arrivaient à ce niveau allaient prendre le savon à un pas au niveau d'un autre dispositif, négligeant souvent le fait que s'y trouve déjà une personne en train de se laver les mains. Ceci faisait que la personne en quête de savon et celle qui se lave les mains se trouvent finalement trop proches. Et certains dans ces conditions se mettent à parler avec une connaissance qui n'est pas loin, alors qu'ils ne portent pas forcément de masque. Dans un autre cas de figure, un client se dirige vers le dispositif de lavage des mains d'une banque. Il tourne le robinet, mais constate qu'il n'y a pas d'eau. Il s'adresse au vigile qui lui explique qu'il y a suffisamment d'eau dans le seau mais qu'il faut tourner le robinet avec force. Le client essaie à nouveau mais n'y parvient pas. Le vigile s'amène, ôte le couvercle du seau ; il y a bien suffisamment d'eau savonneuse à l'intérieur. Il se penche et tourne le robinet à plusieurs reprises, l'eau jaillit. Mais finalement, tout ce processus pour aider le client l'amènera à être trop près de ce dernier, lui parlant.

5.2.2. Incohérences

Certaines incohérences ont cours dans les dispositions prises par les structures. Alors que le vigile ouvre la porte de la banque à certains clients, pour d'autres il les laisse eux-mêmes pousser la porte de la main. A ce sujet, je remarquai qu'un monsieur avait lutté avec la porte, car il ne voulait pas la toucher avec ses mains et essaya d'abord de la pousser avec son coude avant de le réussir avec son genou. Par ailleurs, un agent d'une structure de transfert d'argent qui lui-même veillait à ce que les clients se lavent les mains avant d'accéder au comptoir, s'absenta momentanément et se rendit à l'extérieur de l'agence. Il revint à son poste 15 minutes après, mais ne se lava pas les mains et regagna son siège.

5.2.3. Déplacements des agents

Pendant que l'agent de l'agence de transfert d'argent était absent, arrive un monsieur en jeans, la quarantaine passée, l'air très pressé. Il salue de gauche à droite mais les autres clients ne font pas attention à sa présence. Il s'avance droit vers le comptoir, y appose ses mains l'air inquisiteur, cherchant en vain des yeux le gérant. Il est entré sans s'être lavé les mains, à savoir s'il s'est même aperçu de la présence du dispositif ? Ne voyant pas le gérant et n'ayant aucune réponse de la part des clients présents, mais surtout visiblement l'air très pressé, il sort de l'agence, monte sur sa moto et s'en va. De même, une dame, agente de banque, porte un masque mais l'a retroussé sous son menton.

Sortie de l'espace réservé aux bureaux, elle traverse le hall, pousse de la main la première porte de sortie ensuite la seconde, puis se retrouve à l'extérieur de la banque. Deux minutes après, elle revient, traverse à nouveau le hall, ouvre de la main la porte qui donne accès à l'administration de la banque et regagne son bureau.

6. Controverses

Les controverses identifiées mettent en opposition différents acteurs : les clients et les vigiles, les petits crieurs et les vigiles, les patients et les agents de santé. Dans la première catégorie, des incompréhensions naissent parfois chez des clients qui ne supportent pas que le vigile leur refuse l'accès à l'intérieur de l'entreprise du fait du non port de masque. La seconde met en évidence des rapports parfois tendus entre les vigiles et les petits crieurs. Les considérant comme perturbateurs et encombrants, les vigiles se sentent parfois obligés de recourir à la violence en agitant une chicote en direction de ces enfants. Quant à la troisième catégorie elle concerne des griefs formulés par des clients de structures de santé à l'encontre de personnels de santé qui (dans le cas observé au cours de notre période d'enquête, notamment le personnel d'accueil et les aide-soignants) sensés donner l'exemple de l'adhésion aux mesures barrières contre le Covid-19, développent plutôt des comportements contraires. Ceci est qualifié d'insouciance par des clients qui n'hésitent pas à se plaindre ouvertement et à dénoncer ces comportements. Diverses raisons ont été avancées par le personnel d'une clinique qui ne portait pas de masque.

Ces justificatifs tendent à donner raison aux patients qui formulent des reproches, parce que plusieurs laissent entrevoir une forme de négligence ou de rejet du port des masques par ce personnel de santé.

7. Ironisations

Certains comportements des populations observées laissent transparaître des cas d'ironisation au sujet de l'épidémie à corona virus. Une gérante de bistrot taquinant une dame dont c'est l'anniversaire lui lança « *Anniversaire sans gâteau à cause de corona virus !* ». Cette même dame (gérante) étant approchée par un monsieur qui lui tâte l'épaule, repousse amicalement ce dernier tout en lui rappelant en souriant, l'actualité de l'épidémie du corona virus : « *Nous sommes en période de corona virus* ». Sur ces mots, tous leurs amis qui étaient présents éclatèrent de rire. Dans ce même lieu, reconnu et interpellé par une passante sur le fait qu'il ne porte pas de masque, l'un des hommes présents dans le bistrot précisera qu'il est en confinement chez lui à la maison non loin de là et qu'il est juste passé saluer des amies. Puis, deux des hommes présents sur les lieux se sont salués à l'aide des pieds pour contourner l'interdiction de se serrer les mains ; ce qui arracha un rire aux autres personnes présentes.

D'un côté, il y a ironisation au sujet des conséquences de l'épidémie relatives aux mesures barrières notamment la distanciation. Bien que ne respectant pas la distanciation, la première déclaration laisse voir que les personnes sont conscientes des privations qu'entrainent les mesures barrières liées au corona virus.

Un gâteau d'anniversaire aurait dû être acheté, mais le contexte d'épidémie ne les y a pas fait penser. Il y a donc là une reconnaissance de l'impact social de l'épidémie en termes des privations qu'elle entraîne, mais celui-ci est exprimé sous forme d'humour pour en minimiser les effets psychologiques.

D'autre part, ces paroles et gestes d'humour semblent traduire une sorte de familiarité avec l'épidémie, voire un apprivoisement du virus au point que celui-ci soit vécu comme inoffensif ou moins dangereux que ce que laisse croire l'épidémiologie. Ainsi, l'on peut être en confinement à son domicile et se retrouver chez des voisins de quartier pour des causettes sans porter de masque.

Dans le prolongement de cette idée il y a une sorte de belligérance symbolique dans laquelle des personnes refusent de s'avouer vulnérables à la maladie à corona virus. Elles tiennent à affirmer leur capacité de résilience, par exemple en trouvant le moyen de se saluer autrement qu'avec les mains. Une façon de se convaincre que le coronavirus ne réussira pas à les empêcher de s'épanouir, à perpétuer les liens sociaux.

******

L'ethnographie que j'ai réalisée durant la phase de gestion de l'épidémie à Corona virus à Bouaké, met en exergue des faits importants, à considérer pour l'anticipation de crises sanitaires similaires ultérieures. Il s'agit de : i) la mobilité et de l'imprévisibilité des acteurs comme contrainte pour une observance efficace des mesures barrières, ii) de la présence non maîtrisable d'enfants sans doute suffisamment immunisés mais qui peuvent être de potentiels canaux de transmission du virus à des adultes plus fragiles, iii) la faible application de la technique de lavage des mains pouvant traduire une méconnaissance de celle-ci ou une faible adhésion des populations, iv) enfin, la banalisation de l'épidémie.

Au sujet de la mobilité et de l'imprévisibilité des acteurs comme contrainte pour une observance efficace des mesures barrières, Cebeillac et Daudé (2023) rappellent comment les mobilités quotidiennes ont été prises en compte pour la première fois comme facteur important de propagation des épidémies, à partir de l'exemple des recherches menées par Snow sur l'épidémie de choléra en Europe, ayant abouti à la publication en 1855, d'un traité intitulé *On the mode of communication of cholera*. Ces auteurs font mention des analyses fines des mobilités quotidiennes de différentes catégories de personnes produites par Snow et leurs liens avec la contraction ou non contraction du choléra par ces personnes. S'écartant quelque peu de cette démarche d'épidémiologistes, tendant à incriminer les interactions humaines dans la propagation des épidémies, Lendaro *et al.* (2024) montrent comment les relations sociales peuvent interférer avec l'acceptation de mesures barrières, aussi bien positivement que négativement. Ainsi, si l'idée de solidarité épidémique est promue par les autorités sanitaires pour encourager l'adhésion aux mesures barrières et protéger les populations vulnérables, chez les individus elle épouse effectivement ce sens (dans ce cas les mesures barrières sont observées dans l'optique de protéger les personnes à haut risque), mais elle peut par ailleurs être vécue comme bafouant le principe de vie en communauté et entrainer la non acceptation des mesures barrières.

C'est le cas de la distanciation qui empêche les contacts interindividuels et est parfois perçue comme destructrice de liens sociaux.

En ce qui concerne l'immunité des populations plus jeunes comparativement aux adultes et aux personnes âgées, Banoun (2022), rappelle le constat selon lequel les enfants font moins les formes sévères de la maladie à Covid-19, comparativement aux adultes. Les formes qu'ils développent le plus sont des formes asymptomatiques, et cela quelle que soit la variante du virus. Une piste de ce état de fait est fournie par des recherches en laboratoires effectuées par des équipes de l'Inserm et de l'université d'Angers, avec des laboratoires de virologie et d'immunologie du CHU d'Angers (Manus, 2022). Il s'agit de la réponse immunitaire innée. On peut lire ceci dans la revue de presse effectuée par Manus (*op. cit.*), rendant compte des travaux des équipes de recherche sus énumérées, comme description du mode de fonctionnement de cette réponse chez les enfants face au virus du Covid :

> "*L'analyse des échantillons étudiés révèle que chez les sujets porteurs de Sars-CoV-2, les profils d'expression des interférons de type I (IFN- α/β) et de type III (IFN-l) diffèrent avec l'âge : les enfants de moins de 15 ans ont une expression accrue d'IFN de type III, molécules peu inflammatoires d'action locale, qui maîtrisent le virus dès son point d'entrée : la muqueuse nasopharyngée. À l'inverse, les adultes, en particulier les sujets âgés, expriment surtout des IFN de type I, inflammatoires avec une action syst émique*" (Manus, 2022, p. 23).

Toute chose qui semble bien confirmer l'inquiétude que révèle la présente étude ethnographique réalisée à Bouaké, quant à la circulation d'enfants crieurs de rue sans respect de la distanciation ni du port de masque, dans les espaces fréquentés par les adultes et des personnes âgées venu(e)s faire des achats.

Pour ce qui est du lavage des mains au savon, prescrit en cas de souillure apparente dans les mains ou d'absence de solution hydroalcoolique, une affiche produite par l'OMS (2009) présente une méthode de lavage des mains à 11 étapes, censée durer entre quarante et soixante secondes. Les étapes illustrées par des images sont les suivantes :

- Etapes de démarrage :

  - Etape 0 : Mouiller les mains abondamment
  - Etape 1 : Appliquer suffisamment de savon pour recouvrir toutes les surfaces des mains et frictionner

- Frottement des mains :

  - Etape 2 : Paume contre paume par mouvement de rotation ;
  - Etape 3 : Le dos de la main gauche avec un mouvement d'avant en arrière exercé par la paume de la main droite, et vice versa ;
  - Etape 4 : Les espaces interdigitaux, paume contre paume et doigts entrelacés, en exerçant un mouvement d'avant en arrière ;
  - Etape 5 : Le dos des doigts dans la paume de la main opposée, avec un mouvement d'aller-retour latéral ;
  - Etape 6 : Le pouce de la main gauche par rotation dans la main droite, et vice versa ;
  - Etape 7 : La pulpe des doigts de la main droite dans la paume de la main gauche, et vice et versa ;

- Rinçage et séchage :

  - Etape 8 : Rincer les mains à l'eau
  - Etape 9 : Sécher soigneusement les mains à l'aide d'un essuie-mains à usage unique

- Etape de fin :

  - Etape 10 : Fermer le robinet à l'aide du même essuie-mains.

Comme quoi, le lavage correct des mains obéit à un ensemble de règles qui prennent en compte l'hygiène de toutes les parties de la main (paume, doigts, entre-doigts, ongles, etc.). Au regard de ces prescriptions détaillées, force est de noter que les pratiques observées lors de la présente recherche ethnographique sont loin de respecter toutes ces étapes, encore moins la durée prescrite. Comme souligné plus haut, seule une personne m'avait semblé prendre suffisamment de temps pour se laver les mains et donnait l'impression de suivre une procédure. De façon générale, les étapes 2 jusqu'à 7 ne sont pas observées.

Les gens se frottent les mains paume contre paume sans respect de la rotation et aucune attention singulière n'est accordée à chaque doigt ni aux entre-doigts.

Enfin, la banalisation constatée dans cette étude à travers des scènes ironiques est évoquée ailleurs, sous d'autres aspects. Elle est reliée à des perceptions de la maladie la réduisant à des origines étrangères, à des populations spécifiques vulnérables (élite, personnes âgées) et à des symptômes négligeables (rhume) (Abdou Oumarou *et al.,* 2023). Cette banalisation faisant allusion à un rhume ou une "simple grippe" est aussi mentionnée par Esono (2025), ce qui a permis l'idéalisation et la promotion des remèdes africains ou des savoirs locaux comme réponse efficace face à la Covid-19, notamment au Cameroun. Sur une autre échelle, Bottemanne *et al*. (2020) parlent de retard dans la perception du risque au début de la pandémie ou de sous-estimation des risques ayant perturbé la mise en place de mesures de protection. Cela sous le poids de croyances pouvant évoluer en fonction de la sévérité de l'épidémie.

Références bibliographiques

Banoun, H. (2022). *Pourquoi les enfants et beaucoup d'adultes ne sont pas atteints par la COVID-19 ? Rôle de la réponse immunitaire de l'hôte* (Vol. 3). TMR Publishing Group. https://doi.org/10.53388/idr20220825018

Bottemanne, H., Morlaàs, O., Schmidt, L., & Fossati, P. (2020). Coronavirus : Predictive brain and terror managem ent.*L'Encephale*, *46*(3S), S107-S113. https://doi.org/10.10 16/j.encep.2020.05.012

Cebeillac, A., et Daudé, É. (2023). Mobilité quotidienne et diffusion des épidémies. In J. Vallée (Éd.), *Mobilité quotidienne et santé: Vol. Chap. 2* (pp. 7-47). ISTE Group. https://doi.org/10.51926/iste.9109.ch1

Lendaro, A., Rial-Sebbag, E., Boulaghaf, L., Robles, A. F., Delporte, L., & Soulier, A. (2024). *Appropriations différentielles des normes sanitaires et des restrictions de libertés.* [Report]. IERDJ. https://shs.hal.science/halshs-04848035

Onji'i Esono, G.-P. (2024). Réponse de l'Afrique à la covid-19 : Opportunité de positionnement et d'émergence de nouveaux acteurs communicationnels pour la promotion des produits et savoirs locaux. *Zaouli*, *3*(8), 450-473.

Manus, J.-M. (2022). L'enfant moins à risque de formes graves de la Covid-19, nouvelle piste. *Revue Francophone Des Laboratoires*, *2022*(544), 22-23. https://doi.org/10.1016/S 1773-035X(22)00244-1

Organisation mondiale de la santé. (2009). *Le lavage des mains, comment ?* https://sisl.ch/images/pdf/affiche_lavag e_des_mains_comment.pdf

Oumarou, A., M., Oumarou, S. H., Abdoulaye, A., Abouka, A. C., Mamane, S. S. I., & Hamani, O. (2023). Expériences individuelles et collectives de la pandémie du Covid-19 au Niger : Points de vue des personnes testées, des professionnels de santé et de la population générale. In M. Oumarou, A., *Contributions des SHS à la compréhension des épidémies au Niger : Cinq enquêtes empiriques le Covid-19 ou l'éducation du patient* (pp. 45- 87). Editions Gashingo. https://shs.hal.science/halshs-04499229

Conclusion

Les travaux présentés dans cet ouvrage ont ceci de singulier qu'ils analysent des situations de crises multiples et leur rapport à la santé des populations. Les méthodologies variées déployées par le chercheur, permettent de tirer de riches enseignements des résultats de ces études et de faire quelques recommandations pour des systèmes de santé, réseaux de vente de médicaments pharmaceutiques agréés, voire des systèmes de distribution d'eau potable plus résilients en contexte de crise ou par anticipation à la survenue de crises.

La nature du phénomène qui se dessine dans la ville de Bouaké dans la période des crises militaro-politiques de 2002-2011, telle que révélée par la recherche sur les médicaments de rue (approvisionnement du marché de rue en médicaments pharmaceutiques issus du réseau formel de distribution, naissance progressive d'une corporation légitimée par l'afflux de consommateurs, structuration de la corporation avec existence de grossistes, de détaillants et d'un syndicat des vendeurs de médicaments de rue, développement d'une expertise ''profane'' alliant effort de décryptage des ordonnances voire de prescription et de délivrance des médicaments, modernisation de l'unité de vente, quasi inefficacité des mesures de lutte prises par l'Etat, etc.), amène à rejoindre les thèses développées par les auteurs tels que Baxerres, Egrot, Le Hersan, etc. En effet, la théorie de l'anomie semble limitée dans sa tentative d'analyser toute seule un tel phénomène, car tendant à l'enfoncer davantage dans « les marges de la pharmaceuticalisation ».

Ces faits invitent à considérer le phénomène du marché parallèle de médicaments comme la réponse sociale à une demande pressante, qui y trouve satisfaction. Au lieu de multiplier des actions de répression qui ne semblent pas décourager les cibles visées, l'ordre des pharmaciens et les acteurs de l'officine pharmaceutique conventionnelle, devraient s'inspirer des stratégies déployées par les vendeurs informels pour mieux asseoir leur suprématie. Le fonctionnement du marché informel véhicule un modèle de communication intra-culturel (langue), faut-il pour cela repenser les ressources humaines en pharmacie comme des personnes multilingues, qui s'expriment dans l'une ou l'autre des langues de la région en plus du français ? Il montre aussi l'attraction des populations pour un système caractérisé par le couplage de la vente de médicaments avec la capacité de diagnostiquer la maladie. Faut-il ici encourager l'introduction des médecins prescripteurs dans les pharmacies privées ? La fonction de médecin et celle de pharmacien sont distinctes et jusqu'ici séparées, chacune s'exerçant dans un cadre institutionnel singulier (centre de santé pour le médecin et officine de pharmacie pour le pharmacien). Notons que les centres de santé publique sont dotés d'une unité de pharmacie, proposant des médicaments fournis par la pharmacie de santé publique. Mais à cause des fréquentes ruptures de stocks, les patients sont souvent amenés à se référer aux pharmacies privées qui possèdent un éventail plus grand de médicaments. Faut-il donc œuvrer à réduire la distance physique entre les formations sanitaires et les pharmacies privées ? Autrement dit, faut-il admettre que tout centre de santé devrait être mitoyen avec une pharmacie privée, afin de faciliter l'accès physique de ces deux catégories d'établissements aux usagers ?

Enfin, l'étude montre un accent mis sur des facilités de paiement en faveur du client dans le marché de rue. Faut-il penser à des mécanismes de fidélisation des usagers fondés sur des paiements échelonnés, des bonus, voire la généralisation de la vente au détail accompagnée d'un suivi, etc. ? Autant de questions que soulève cette recherche, qui mériteraient d'être examinées par les décideurs.

En ce qui concerne la construction sociale d'un embargo sur les médicaments, à l'occasion de la crise post-électorale de 2011, on peut admettre qu'en décrétant l'embargo contre les ports ivoiriens, l'UE n'a pas prononcé l'expression « embargo sur les médicaments ». Mais, la santé étant un domaine sensible, les acteurs de ce secteur maîtrisant mieux les réalités de leur milieu et sentant venir l'irréparable, se sont mobilisés pour dénoncer un embargo de fait « sur les médicaments ». La construction sociale du phénomène d'embargo sur les médicaments, est donc largement tributaire d'acteurs du domaine de la santé (secteur directement concerné par les effets de l'embargo) fonctionnant comme des éclaireurs sonnant l'alerte pour la mobilisation sociale.

Il apparait extrêmement difficile de dissocier les effets de la crise postélectorale qui était une crise militaire, de ceux de « l'embargo sur les médicaments ». Cela, d'autant que le conflit armé et les pillages de biens privés et publics, de même que la fermeture des banques françaises, ont aussi gravement perturbé l'activité économique et le fonctionnement des structures de soins et de distribution de médicaments. Toutefois, il n'en demeure pas moins que les conduites des ménages et des professionnels de la santé étaient rattachées à leur constat de la pénurie d'intrants et de médicaments,

celle-ci étant reliée par ces acteurs à la situation d'embargo. L'embargo sur les médicaments n'a donc pas été officiellement décrété, mais il a été vécu et ressenti dans les faits, et des stratégies ont été développées pour en réduire les effets.

Les stratégies de résilience développées, sont, pour ce qui est du secteur public de la santé, l'illustration même d'une situation de sinistre. Le niveau communautaire de ce système a été durablement affecté, rendu incapable de satisfaire la demande de soins et devenu dépendant du système de santé privé.

Les stratégies développées par les familles, informent sur le fait que des comportements préventifs peuvent naître (dans un contexte de crise) à partir d'une prise de conscience des populations des menaces qui pèsent sur leur santé. Cette pratique d'automédication, peut présenter des risques pour les populations en l'absence de conseils de professionnels de la santé. Ce fait amène à s'interroger sur le rôle que peuvent jouer les gouvernements dans un tel contexte de crise généralisée. Ceux-ci pourraient notamment donner des indications par voie de presse, sur les médicaments essentiels à acquérir par les familles. Ils pourraient aussi, dans les périodes normales, mettre en place un système d'information permettant à chaque médecin de disposer d'un répertoire téléphonique de ses patients atteints de maladies chroniques. Le praticien pourra ainsi, en cas de crise généralisée tel le blocage crée par l'embargo, assurer un suivi à distance en donnant des orientations à la famille et au malade, notamment au sujet des médicaments à prendre.

Au-delà de toutes ces considérations, on peut s'interroger si les faiblesses naturelles des systèmes de santé des pays de l'Afrique de l'Ouest, ne méritent pas une attention particulière avant toute décision d'embargo économique ? En effet, des mesures d'exemption sont nécessaires, afin de permettre la circulation des médicaments et l'accès des populations aux soins. Il s'agit en un mot de placer l'éthique au centre de l'institution d'embargo. Les efforts faits dans ce sens par l'ONU, depuis les leçons tirées des conséquences regrettables de l'application de l'embargo contre l'IRAK, doivent être poursuivis. Des mesures spéciales d'exemption méritent d'être prises pour accompagner tout embargo économique dans les pays africains déjà en proie à des profils épidémiologiques alarmants.

Quant à la crise d'eau potable de 2018 survenue à Bouaké du fait de l'assèchement de la principale source d'approvisionnement (le lac la *Loka*), cet évènement a été vécu comme un drame sans précédent par les ménages, avec son lot de corvées et d'émotions négatives, cristallisées par le sentiment d'indifférence. La réponse du gouvernement et de ses partenaires a été progressive, et elle ne pouvait qu'être progressive puisque visiblement les autorités n'étaient pas préparées à faire face à une crise d'une telle ampleur. Or en pareille circonstance, l'impatience des populations est grandissante surtout quand subsistent des doutes sur les origines de la crise et les efforts qui sont entrepris pour la juguler. Ce fait suggère une véritable stratégie de communication de proximité à développer en direction des communautés et des ménages, afin de lever tout doute et d'échanger ouvertement sur l'ampleur du problème,

les solutions envisagées, la durée probable de résolution complète de la crise, les différentes étapes du processus et lancer un appel à la patience et à la confiance aux initiatives prises par les acteurs étatiques. Cette communication doit être quasi permanente tout au long du processus de résolution de la crise.

Au-delà de la communication, la population a besoin de gestes forts et les autorités après appréciation de l'ampleur de la pénurie, n'ont pas tardé à mettre en place des solutions intermédiaires visant à soulager temporairement les populations, à savoir les camions citernes distribuant de l'eau, puis des forages connectés au système de distribution d'eau de la SODECI. Des solutions qui soulageaient un tant soit peu les ménages, mais qui exigent l'intégration de principes d'équité et d'éthique dans leur mise à la disposition des populations. En effet, il est important d'éviter les frustrations de certains ménages ou celles d'habitants vivant dans des secteurs enclavés. Il est aussi important de prendre des dispositions pour discipliner les files d'attentes afin d'éviter tout désordre et de satisfaire le maximum de personnes dans les points de distribution.

Mais, les solutions à moyen et long terme sont celles qu'il faut privilégier. En effet, de telles solutions doivent être envisagées dans un souci d'anticipation. Ainsi, la connexion de la ville de Bouaké à une source d'approvisionnement plus puissante telle que le barrage de Kossou s'avère-t-elle optimale. De plus, la construction de forages dans différents secteurs mal desservis de la ville doit se poursuivre.

Ces forages étant connectés au réseau officiel de distribution d'eau, permettront d'en accroître les capacités de stockage et de distribution. Toute chose qui peut aider à atténuer l'ampleur d'une éventuelle pénurie d'eau. Dans une perspective plus durable, la création de réserves d'eau est aussi une solution. Des sources ou stockages qui ne viennent en soutien qu'en cas de pénurie.

Toutefois, y a-t-il une crise qui ait défrayé autant la chronique que celle de la pandémie du Corona virus ? Sans vouloir sous-estimer les crises sus évoquées, je puis affirmer que la nature de pandémie de la Covid-19 et le caractère coercitif des solutions déployées pour l'endiguer, en ont fait une crise majeure sans précédent. La démarche méthodologique suivie lors de la recherche présentée dans cet ouvrage, a permis des analyses fines du quotidien des entreprises et des populations avec les mesures de prévention. Les contradictions relevées notamment dans le déploiement des dispositifs de lavage des mains, ainsi que dans les usages effectués par les populations, sont autant d'éléments heuristiques fournis par cette recherche. Elle révèle la complexité des interventions visant à limiter la propagation des épidémies en milieu populaire, en particulier dans des sphères commerciales accueillant de nombreux usagers et où interfèrent d'autres acteurs multiples difficiles à maîtriser, dont des enfants. Ceci sonne comme une invitation à penser l'application des stratégies de prévention au cas par cas, en fonction des secteurs d'activités et de la singularité des établissements concernés.

La banalisation de l'épidémie et le besoin d'interactions des personnes constituent des freins au respect des mesures barrières, dont il faut tenir compte dans la recherche de solutions à la limitation de l'expansion des épidémies. En ce qui concerne particulièrement la mobilité quotidienne des acteurs et leur imprévisibilité, celle-ci met en lumière un gros défi de la lutte. En effet, quelles mesures préventives pour des acteurs en perpétuel mouvement, avides de contacts et de sociabilité et dont les gestes sont parfois inattendus ? Ceci offre aussi une opportunité d'orientation de la communication et des messages de sensibilisation, de manière à prendre en compte cette subtilité des acteurs. En effet, dans une démarche de communication de proximité et en ce qui concerne singulièrement le port de masque et le lavage des mains, la hiérarchie se doit de motiver son personnel et ses clients à les utiliser. Cela, en se fondant sur l'argument de l'imprévisibilité des gestes et mouvements de chacun.e. Le vigile peut se retrouver brusquement nez à nez avec un client, échangeant des paroles. L'agent peut quitter en quelques secondes son bureau pour se retrouver dans un autre bureau ou pour traverser le hall, se retrouver hors de l'entreprise et effectuer à nouveau son entrée.

Table des matières

Structures éditoriales du groupe L'Harmattan

L'Harmattan Italie
Via degli Artisti, 15
10124 Torino
harmattan.italia@gmail.com

L'Harmattan Hongrie
Kossuth l. u. 14-16.
1053 Budapest
harmattan@harmattan.hu

L'Harmattan Sénégal
10 VDN SICAP AMITIE 3
BP 45034 Dakar-Fann
direction@senharmattan.com

L'Harmattan Cameroun
Tsinga/Derrière polyclinique FECAFOOT
BP 11486 Yaoundé
Jacques.koukam@harmattan.fr

L'Harmattan Burkina Faso
Villa 281, secteur 23 623, rue 14.32
Ouagadougou
zagbie@outlook.fr

L'Harmattan Guinée
Almamya, rue KA 028 OKB Agency
BP 3470 Conakry
harmattanguinee@yahoo.fr

L'Harmattan RDC
185, avenue Nyangwe
Commune de Lingwala - Kinshasa
matangilamusadila@yahoo.fr

L'Harmattan Congo
219, avenue Nelson Mandela
BP 2874 Brazzaville
deunovmikhael@gmail.com

L'Harmattan Mali
Immeuble Mgr Jean Marie Cissé
Aci Hamadallaye
BP 145 Bamako
syllaka@yahoo.fr

L'Harmattan Togo
Djidjole - Maison Amela
face EPP BATOME
02 BP 20680 Lomé
didieramela11@gmail.com

L'Harmattan Côte d'Ivoire
Résidence Karl - Cité des Arts
Abidjan-Cocody
03 BP 1588 Abidjan
harmattan.ivoire@gmail.com

L'Harmattan Bénin
Rue 604, (Immeuble à l'entrée
de la rue UCAO- Cite de Saint-Jean)
Cotonou
stepcorpus@gmail.com

Nos librairies en France

Librairie internationale
16, rue des Écoles
75005 Paris
librairie.internationale@harmattan.fr
01 40 46 79 11
www.librairieharmattan.com

Librairie des savoirs
21, rue des Écoles
75005 Paris
librairie.sh@harmattan.fr
01 46 34 13 71
www.librairieharmattansh.com

www.ingramcontent.com/pod-product-compliance
Lightning Source LLC
LaVergne TN
LVHW021213061026
849535LV00008B/2708
9782336574073